U0010814

山元式新頭針

刺激點按壓保健法

高資承　醫師 ●著

晨星出版

YNSA 協助做好疼痛管理，生活才能有尊嚴、有品質

　　人人生而平等，生、老、病是每個人生而必經過程，尤其台灣進入高齡化社會，現代人更講求養生及注重預防醫學，對建立高品質個人化健康管理，以及高品質健康服務有剛性需求，其主要目標就是期望能抗老化，必要時做好疼痛管理，能事先預防失能與失智，讓老時活得有尊嚴。

　　山元式新頭針療法，由來自日本九州宮崎縣山元敏勝醫師研發，依據山元醫師的姓氏命名為「Yamamoto New Scalp Acupuncture」，簡稱 YNSA。有別於傳統針灸或中國式頭針療法在穴道或經絡上施針，山元式新頭針療法是在身體各部位，以科學化方式標劃相對應的刺激點上施針，其效果驚人且施用簡易，無明顯副作用，臨床上其治療反應速度不下於中國傳統針灸，也已在德國、巴西、美國等多個國家被認可。

　　近年來，在醫心堂中醫診所院長——高資承醫師推廣下，除了積極成立學會並出版諸多相關書籍，促使在台灣掀起一陣風潮，吸引醫界人士。新著《山元式新頭針刺激點按壓保健法》，以淺顯易懂、圖解細部操作手法，加上詳細解

説，提供讀者參圖索驥學習，可以解決許多像是頸部、腰部、肩膀，以及身體許多部位的疼痛，尤其是被稱為自律神經失調，找不出原因的身體不適、頭暈、耳鳴、睡眠障礙等皆可緩解，甚至可以改善憂鬱症，緩解現在仍難以治療的帕金森氏症所造成的手腳震顫、身體僵直等疑難雜症，實屬難能可貴。

　　在此祝福有機緣學習到此技法者，能加入學習組織，彼此相互學習、共同成長，讓此技藝能廣為傳達，並在台灣發揚光大。

葉明功 博士
衛生福利部食藥署前署長

「山元式新頭針療法」的
在家按壓保養，
適合新手的第一本書

　　針灸是一門非常古老的治療方法，原理是以金屬針刺入人體穴道部位施行應用手法，發生刺激之作用，來調和氣血，平衡陰陽，通暢經絡，進而達到治療疾病與恢復健康之目的。

　　針灸療法的治療範圍，包括疼痛症狀、耳鼻喉疾患、腸胃、呼吸、神經、皮膚、婦科等，除部分傳染病外，都可用針灸來治療。世界衛生組織（WHO）在一九七九年認可四十三種針灸適應症，到了一九九六年，針灸適應症增為六十四種，顯示針灸治療逐漸為世人所接受。

　　山元式新頭針療法（YNSA）由日本宮崎縣的山元敏勝醫師研發，在世界各國的臨床運用上，對於許多疾患、機能不全、疼痛控制均有效，且不分專科，許多醫師都給予高度評價。

　　高資承醫師於二〇一五年時，親自前往日本向山元敏勝醫師取經學習，經過每年前往日本跟診學習，累積大量的臨

床經驗，也治療了許多疑難雜症。舉凡突發性耳聾、嗅覺異常、急性多發性神經炎、帕金森氏症、中風後遺症等，嘉惠許多病患。

　　這本書介紹了一些適用於一般民眾可以在家自我按壓的刺激點，如果您想更進一步認識山元式新頭針療法，這本書絕對是您必備的一本書。相信高資承醫師日後會不斷精進YNSA，累積更多臨床經驗，撰寫更多著作，將山元式新頭針療法在台灣發揚光大，造福更多的病患。

楊哲銘 教授
台北醫學大學管理學院

化繁為簡的自我按壓技法，自己改善疑難雜症

　　還記得二〇一六年夏天，西醫師生涯的第二年，我與幾位醫師在花蓮報名了中國醫藥大學針灸研習班，開始斜槓針灸醫師，出發點其實很簡單，針灸是很速效的治療方式，像是落枕、拉肚子、鼻塞，都是我常用針灸診療就可立即見效的問題。此外，自己的體質也很適合灸法來保養，但是中醫博大精深、學派眾多，非得先學習中醫理論開始打基礎，接著要熟記經絡和穴位，最後還要依臨床表徵辨證論治，決定使用的穴位和技法，連已經是醫師的我都覺得不容易，更何況一般民眾呢？

　　山元式新頭針療法是我過去完全沒有聽過的治療方法，有點類似耳針療法，感覺上很直覺，許多疾病都有相對應的刺激點，也不需要懂經絡和解剖學，不過，如何找到這些刺激點的正確位置便是關鍵，高資承醫師在剛入門的時候也是費了不少功夫，所以在這本書分享他已經消化後的知識，把艱澀的醫學名詞變得淺顯易懂，用簡單的描述幫助大家輕鬆找到刺激點，比起一般醫學專業書籍平易近人許多。

這本書為高醫師的第一本著作，他致力於推動山元式新頭針療法，教導民眾如何自己按壓刺激點來改善日常生活的疑難雜症，相信各位讀者一定能獲益良多！

譚舜仁 醫師

TFC 台北婦產科診所主任級醫師
專長為不孕症治療，唯一同時擁有婦產科專科醫師、不孕症施術醫師
針灸專科醫師、肥胖醫學專科醫師和美容醫學專科醫師資格的臨床醫師

　　這本書是筆者的第一本著作。在此之前，筆者已經翻譯過兩本日文書，分別是一般群眾導向的《山元式頭針除痛療法》，以及給醫療從業人員看的教科書——《山元式新頭針療法》。

　　在診間，有許多病患問我：「高醫師，我們也想要在家裡自己按這個日本來的刺激點，你可不可以教我怎麼找？」不瞞各位說，這個治療方法其實上手難度並不低，即便是中醫師，要完整學會也至少需要十八小時以上的課程才有辦法略窺門徑。因此，本書將複雜的診斷手法與刺激點去除，將常用的刺激點留下，並加上淺顯易懂的註解，分享給各位朋友。

　　傳統中醫穴道需要熟悉名稱、經絡走向以及解剖位置等，山元式新頭針療法的刺激點採取英文字母為命名方式，位置用公分作為單位，學習起來比較簡單。書中也會教導各位怎麼去尋找刺激點的位置，相信各位看完書中的圖解，都能夠找到刺激點，在家自我按摩，改善簡單的疑難雜症。除此之外，書中也會針對一些常見的身體不適，教大家緩解的方法，以及對應到的刺激點位置，還有一些治療病例，提供各位參考。

　　由於山元式新頭針療法對台灣民眾來說，仍相對比較陌生，筆者將會介紹山元式新頭針療法的起源、發展、現況，分享前往日本取經，參加全國大會的心路歷程，最後說明山元式新頭針療法在台灣的進展等等。

從習得山元式新頭針療法到現在，已經過了六個年頭。在這段時間當中，從陌生到熟悉，從似懂非懂到能夠掌握，首先我要感謝山元敏勝醫師，讓我知道原來有這麼好的治療方法；感謝 YNSA 學會的原 正和事務長，在研修期間提供我許多幫助；感謝我的家人與內人，支持我到國外研修、學習，協助我準備上臺演説，並給予我心靈支持；最後要感謝晨星出版社的支持與鼓勵，讓我的第一本書能夠付梓。

高資承 醫師
台灣山元式學會理事長／醫心堂中醫診所院長

第二章

YNSA 的自我居家保養 49

第三章
運用 YNSA 改善症狀的實際病例............81

第四章

認識救人無數的 YNSA......117

第五章
跨海研修之旅──立志推廣 YNSA........135

第一章

YNSA 的常用刺激點
與按壓保養方法

山元式新頭針療法（Yamamoto New Scalp Acupuncture,
YNSA）是由來自日本宮崎縣的山元敏勝醫師研發。為了
與傳統中醫針灸的頭皮針療法區分，山元醫師則加上自己
的姓氏，來命名此種新的頭針療法。

YNSA 有幾個常用的刺激點區：基本點、感覺點、腦
點。基本點可以舒緩全身各處的痠痛、僵硬；感覺點可
以改善眼睛酸澀、打噴嚏、耳鳴、喉嚨痛；腦點可以減
輕頭痛、頭暈等身體不適。

山元式新頭針療法

　　山元式新頭針療法（Yamamoto New Scalp Acupuncture,
YNSA）是由來自日本宮崎縣的山元敏勝醫師研發。
一九七三年，山元敏勝醫師在大阪所舉辦的第二十五回日本
良導絡自律神經醫學會（Ryodoraku Congress）上，發表了
YNSA。為了與傳統中醫針灸的頭皮針療法（註：台灣中醫師習慣
稱之為「中醫頭皮針」）區分，山元醫師則加上自己的姓氏，來命
名此種新的頭針療法。

　　YNSA 的治療方式與傳統中醫針灸不同。傳統中醫針灸
採用針刺穴道的治療方式，藉由刺激穴道達到治療效果，
YNSA 則是藉由針來刺激 Somatotope，也就是「刺激點」，
來治療疾患。

　　YNSA 以中醫的「神庭」穴為基礎，把神庭當作頭部，
額角當作上臂，就是 YNSA 基本點的由來。接著，再依照
英文字母順序，命名新發現的刺激點，並根據運動器官、內
臟、感覺器官、腦部來分類。

YNSA 有幾個常用的刺激點區：基本點、感覺點、腦點。

基本點：A 點、B 點、C 點、D 點、E 點、F 點、G 點
感覺點：眼點、耳點、鼻點、口點
腦　點：大腦點、小腦點

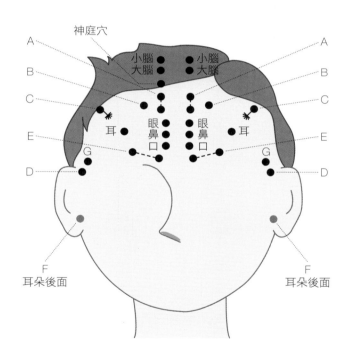

■ YNSA 基本點

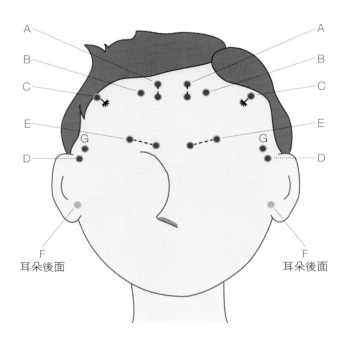

A
B
C
E
G
D
A
B
C
E
G
D
F
耳朵後面
F
耳朵後面

　　YNSA 可以治療許多疾病，舉凡急性扭挫傷、腰痛、肩頸痠痛、足底筋膜炎，到中風後遺症、帕金森氏症、突發性耳聾、急性多發性神經炎等，皆有不錯療效。在世界各國的臨床運用上，YNSA 對於許多疾患的治療效果，許多專科醫師都給予高度評價。

■ YNSA 感覺點與腦點

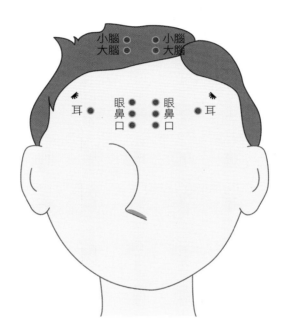

　　除此之外，YNSA 的止痛效果成效顯著，若找到正確刺激點並加以按壓，疼痛會立刻改善。本書旨在教導各位，如何居家自我按壓保養，尋找刺激點，以正確方式按壓，免服藥、免針灸，自己動手就可以改善長年疼痛、神經疾患，以及現代文明病等惱人問題！

YNSA 基本 A 點

　　山元敏勝醫師在研究 YNSA 的時候，最先發現的刺激點區，命名為「基本點」，並以英文來命名。基本點當中，有七個常用的刺激點，依序為 A 點、B 點、C 點、D 點、E 點、F 點以及 G 點。

　　基本點沿著前額的髮際線分布。無髮際線的，可以最上方的抬頭紋為基準，往上數 1 公分，就可以當作基準線。

　　為了方便讀者自己找到刺激點，我們以橫軸與縱軸來定位，有助於大家找到正確的位置。

■ 位置

　　橫軸：將頭部從正中間劃一條線，再從正中線往左右各數 1 公分，左右對稱。

　　縱軸：以髮際線為基準點，往上下各數 1 公分，也就是往頭髮內，還有往額頭各數 1 公分。這條長 2 公分的線，就是基本 A 點。

　　接著，我們把基本 A 點分成 A1 到 A7 共七個點，A1 位在最上方，接著從 A1 往下數到 A7。

■ 與身體的對應

A1 到 A7 對應到頸椎骨 C1 到 C7。

A1、A2 點對應到頭面；A3 到 A7 點對應到肩頸。

■ 按摩基本 A 點，可以減緩以下身體不適：

1 頭痛、偏頭痛　　　2 頭暈　　　3 肩頸痠痛
4 落枕　　　　　　　5 頸部扭傷、挫傷

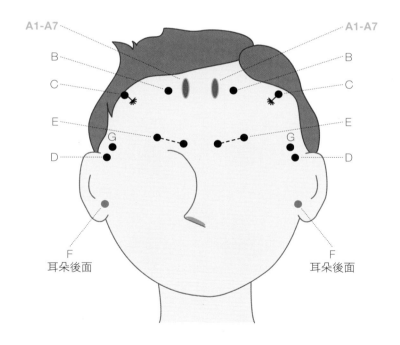

▲ A1–A7 對應到頸椎的 C1–C7。

YNSA 基本 B 點

■ 位置

橫軸：從 A 點往左右各數 1 公分，左右對稱。
縱軸：B 點位在髮際線上。

■ 與身體的對應

B 點只有一個點，對應到的是肩胛骨，相對來說比較好找。

■ 按摩基本 B 點，可以減緩以下身體不適：

1 落枕
2 肩頸痠痛
3 肩膀扭傷
4 五十肩等肩膀相關疾病

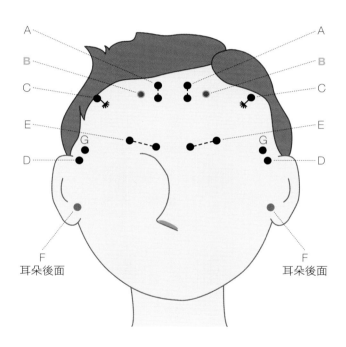

▲ B 點對應到肩胛骨。

YNSA 基本 C 點

■ 位置

橫軸： C 點位在額角上，也就是額頭上髮際線轉角的位
置（靠近中醫的「頭維」穴）。

縱軸： 以額角為基準，畫 45 度的線（註：文中所提到的都是
與水平線的夾角），接著從額角往上下各數 1 公分，
也就是往頭髮內、往額頭各數 1 公分，方法同 A
點。這條長 2 公分的線，就是 C 點。

接著，我們把 C 點分成數個點，最上方的點為肩關
節。接著想像一下頭髮內的那一條線，把它當作上臂，額角
那一點則是手肘，額頭上的那一條線則為前臂，線的尾端則
是手腕。最後，想像有五根手指，從線的尾端放射出來。

■ 與身體的對應

C 點對應到上肢。

■ 按摩基本 C 點，可以減緩以下身體不適：

1 肩膀痠痛、扭傷、挫傷

2 手臂疼痛、扭傷、挫傷

3 手肘扭傷、拉傷

4 媽媽手、手腕關節疼痛、扭傷、挫傷

5 手指疼痛、拉傷、挫傷

6 扳機指　　　　　　　7 其他上肢疼痛與不適

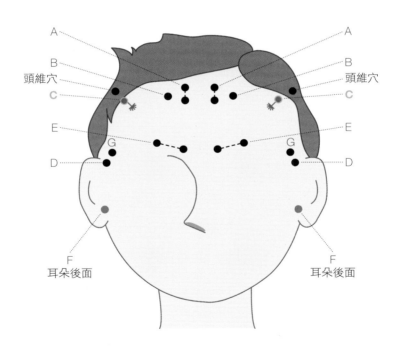

▲ C 點對應到肩關節→上臂→手肘→前臂→手腕→五根手指。

YNSA 基本 D 點

■ 位置

橫軸：D 點以耳朵與皮膚連接處那一條線為基準線，往
臉部方向數 2 公分。

縱軸：耳朵前方有一塊橫向突起的骨頭，叫做顴骨弓，
我們在這塊骨頭上的表面找最高點的位置，接著
從最高點的位置再往上數 1 公分。

■ 與身體的對應

D 點對應到腰部與下肢。

■ 按摩基本 D 點，可以減緩以下身體不適：

1. 腰痛
2. 腰扭傷、拉傷、閃到腰
3. 下肢疼痛
4. 椎間盤突出
5. 膝蓋疼痛
6. 坐骨神經痛
7. 其他下肢疼痛與不適

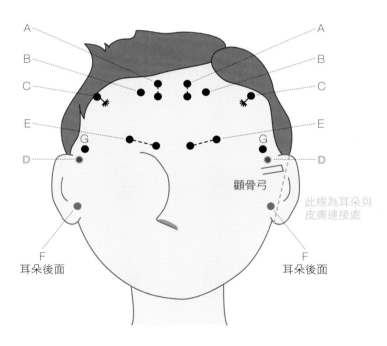

▲ D 點對應到腰部與下肢。

YNSA 基本 E 點

■ 位置

橫軸：E 點的起點在眉毛中點上。

縱軸：從眉毛中點往上數 1 公分，以 45 度角，往鼻根
畫一條斜線，然後延伸到眉頭。

接著，我們把 E 點分成 E1 ～ E12，共 12 個刺激點，
E1 位在最上方，從 E1 往眉頭數到 E12。

■ 與身體的對應

E1 到 E12 對應到胸椎骨 T1 到 T12，以及胸腔的部分。

■ 按摩基本 E 點，可以減緩以下身體不適：

1 肋骨挫傷

2 胸部挫傷

3 胸悶、胸痛

4 心悸

5 氣喘

6 帶狀皰疹後遺症

7 其他胸腔疼痛與不適

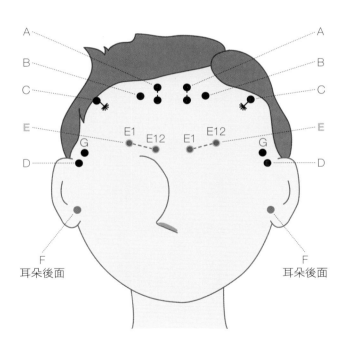

▲ E1–E12 點對應到胸椎 T1–T12，以及胸腔。

YNSA 基本 F 點

■ 位置

耳朵的後下方有一塊倒三角形的骨頭，叫做乳突。F 點在乳突的表面最高點上。

■ 與身體的對應

F 點對應到髖骨，功效與 D 點很類似。

■ 按摩基本 F 點，可以減緩以下身體不適：

1. 腰痛
2. 髖關節疼痛
3. 坐骨神經痛
4. 椎間盤突出造成的下肢疼痛、痠麻感

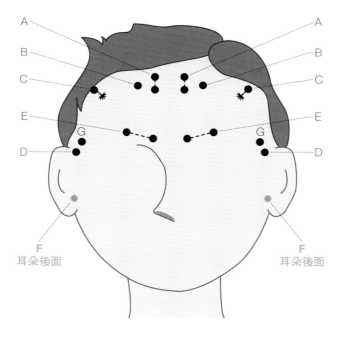

▲ F 點對應到髖骨。

YNSA 基本 G 點

■ 位置

橫軸：G 點以耳朵與皮膚連接處的那一條線為基準線，往臉部方向數 2 公分，與 D 點同寬。

縱軸：G 點位在 D 點上方 0.5 ～ 1 公分。

■ 與身體的對應

G 點對應到膝關節。

■ 按摩基本 G 點，可以減緩以下身體不適：

1. 膝關節疼痛
2. 膝蓋扭傷、挫傷
3. 十字韌帶扭傷
4. 緩解退化性關節炎造成的疼痛

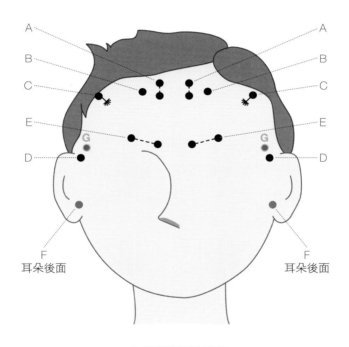

▲ G 點對應到膝關節。

眼點

　　YNSA 感覺點總共有四大類：眼點、耳點、鼻點、口點。顧名思義，這些點對應到我們的五官，可以減緩眼、耳、鼻、口的不適。

■ 位置

橫軸：將頭部從正中間劃一條線，再從正中線往左右各數 1 公分，左右對稱。眼點的寬度，跟基本 A 點一樣。

縱軸：以髮際線為基準點，往下數 2 公分。或者你也可以這樣記——眼點位在 A7 點的正下方 1 公分。

■ 按摩眼點可以減緩以下身體不適：

1 視力障礙
2 眼睛乾澀
3 眼睛疲倦

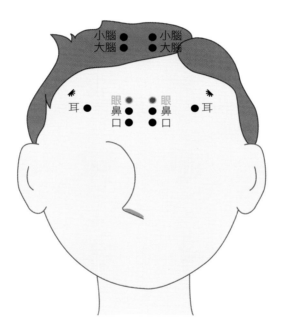

▲眼點對應到眼睛。

耳點

■ 位置

首先，我們先找額角，也就是基本 C 點的位置。接著我們想像一下，有一條線從 C 點連到鼻根，也就是鼻梁最上方、眉毛中間的位置。接著，再從 C 點末端，往斜下方找 1.5 公分，這裡就是耳點。

■ 按摩耳點，可以減緩以下身體不適：

1. 耳部疼痛
2. 聽力減退
3. 耳鳴
4. 耳朵悶塞感

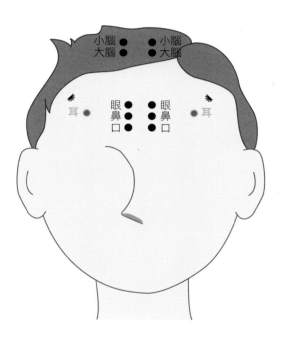

▲耳點對應到耳朵。

鼻點

■ 位置

橫軸：將頭部從正中間劃一條線，再從正中線往左右各
數 1 公分，左右對稱。鼻點的寬度，也跟 A 點
一樣。

縱軸：以髮際線為基準點，往下數 3 公分。或者你也可
以這樣記──鼻點位在眼點的正下方 1 公分。

■ 按摩鼻點，可以減緩以下身體不適：

1 鼻塞

2 鼻子乾癢

3 流鼻涕

4 過敏性鼻炎

5 感冒引起的鼻部疼痛感

6 其他鼻腔疾患

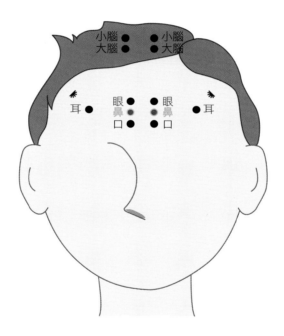

▲鼻點對應到鼻子。

口點

■ **位置**

橫軸：將頭部從正中間劃一條線，再從正中線往左右
各數 1 公分，左右對稱。口點的寬度與 A 點相
同。

縱軸：以髮際線為基準點，往下數 4 公分。或者你也可
以這樣記──口點位在鼻點的正下方 1 公分。

■ 按摩口點，可以減緩以下身體不適：

1 口腔疼痛

2 牙齒疼痛

3 舌部疼痛

4 喉嚨痛、喉嚨乾癢

5 感冒引起的喉嚨不適感

6 唇口乾燥

原則上，眼、鼻、口三點相距各 1 公分，但每個人額頭的寬度並不相同，額頭或髮際線比較高的人，這三個點看起來就很擠。

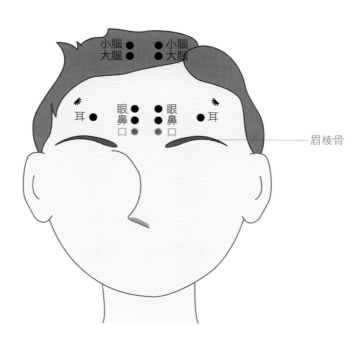

▲口點對應到嘴巴、咽喉。

大腦點

　　腦點與 YNSA 的 A 點相關，大小約 3 公分的範圍。腦點可以分成三種：大腦點、腦幹點與小腦點。由於腦幹點的使用比較困難，需要臨床醫師判定，因此高醫師在這邊教各位，比較簡單的大腦點跟小腦點。

■ 位置

橫軸：將頭部從正中間劃一條線，再從正中線往左右各數 1 公分，左右對稱。大腦點的寬度跟 A 點一樣。

縱軸：以髮際線為基準點，往髮線上數 1.5 公分，這個範圍就是大腦點。

　　你可能會好奇，大腦點是不是跟 A 點有重疊呢？答對了！大腦點會跟 A 點當中的 A1 ～ A3 點重疊，它們都在髮際線的上方。

■ 按摩大腦點，可以減緩以下身體不適：

1. 各種運動神經疾患，如扭傷、拉傷、肢體疼痛
2. 中風後遺症　　　　　　3. 帕金森氏症
4. 睡眠障礙　　　　　　　5. 頭痛、偏頭痛
6. 耳鳴
7. 其他中樞與周邊神經引起的疾患

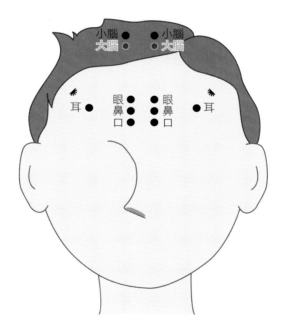

▲大腦點對應到大腦。

小腦點

■ 位置

橫軸：將頭部從正中間劃一條線，再從正中線往左右各數 1 公分，左右對稱。兩個小腦點之間的寬度跟 A 點一樣。

縱軸：以髮際線為基準點，往髮線上數 1.5 ～ 2.5 公分的範圍，就是小腦點。

換個角度來看，小腦點就緊鄰在大腦點的上方，範圍約 1 公分。

■ 按摩小腦點，可以減緩以下身體不適：

1 頭暈

2 梅尼爾氏症

3 平衡感不佳等與平衡相關之疾患

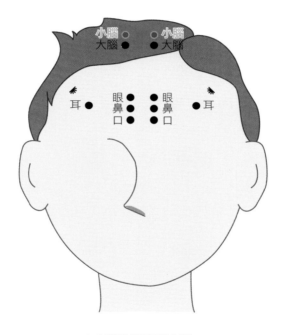

▲小腦點對應到小腦。

按壓及保養方法

　　認識了這些刺激點的位置，你一定迫不及待想立刻試試看吧！但是，YNSA 並不是只要認準這些刺激點就可以。單純按壓這些刺激點是不夠的！ YNSA 十分重視受試者的反應，只有從受試者的反應，才能確定按壓的位置是否正確。

■ 高醫師建議指壓方法：

Step 1 先找自己的拇指，左右手都可以，用拇指來按壓 YNSA 刺激點。

Step 2 找到拇指靠近內側（靠近身體軀幹的那一側）的指甲邊緣。

Step 3 找指甲邊緣與指腹的交界點，這塊區域就是我們用來按壓刺激點的位置。

⊙ 用拇指按壓刺激點的時候，力道要放輕，緩慢的用拇指在刺激點的上下左右輕輕按壓、撥動。

⊙ 如果在自己或別人的頭皮上找到刺激點時，你會感覺到這塊皮膚上，有微微凹陷、微微突起，或者有點軟軟的觸感。被按壓的人若感到尖銳的疼痛感，這個點就是正確的刺激點位置。這就是為什麼刺激點要輕輕按壓！如果按壓太用力的話，受試者會分不清楚，到底是正確刺激點引起的尖銳疼痛感，還是用力按壓後造成的疼痛。

⊙ 假如你真的找不到刺激點的話，高醫師介紹你另一個按壓方法：你可以用自己的拇指尖端，放在刺激點上面，接著將你的手指輕輕的在皮膚上面旋轉，當你找到皮膚上最痛的位置時，恭喜你！這個位置就是刺激點的正確位置了！

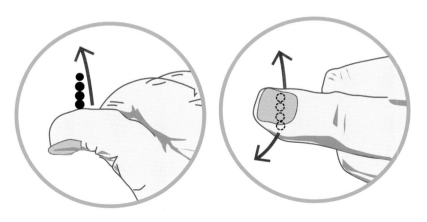

▲刺激點的按壓方法。

第二章

YNSA 的自我居家保養

相信各位看完了 YNSA 的刺激點介紹，還是不太知道要如何運用這些刺激點進行在家保養，對吧！在本章節當中，高醫師將介紹如何運用 YNSA 刺激點來舒緩一些生活中常遇到的身體不適，並指導各位如何操作。

我們將會介紹有關落枕、肩頸痠痛、網球肘、媽媽手、胸悶、心悸、胸部挫傷、腰痛、下背痛、腳踝扭傷、膝蓋疼痛、眼睛乾澀、耳鳴、流鼻水、打噴嚏、喉嚨痛、頭痛、頭暈的常見原因與保養方法。

落枕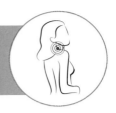

　　落枕的正式名稱是「急性頸椎關節周圍炎」。造成落枕的原因，可能為長期姿勢不良，睡眠時，頸部處於溫差較大的環境，以及感冒引起頸部周圍的肌肉發炎所造成。

　　常見的落枕原因有兩個：

1. 肌肉扭拉傷

　　夜間睡眠時，由於枕頭的高度或硬度不適，於是姿勢不良，使兩側的肌肉長時間不平衡，導致肌肉的緊繃痙攣。此時，如果室溫偏低，頸背部血液的循環功能變差，容易引發肩頸的僵硬與不適，使動作受限，進而造成疼痛。

2. 頸椎關節錯位或韌帶夾擠

　　在一整晚固定的睡眠姿勢下，加上頸部椎間盤在夜間休息時，會回充水分而膨脹，清晨起床的第一個轉身或翻身的動作，導致關節錯位或夾擠到韌帶，對周遭神經造成壓迫，導致落枕。頸部附近的肌肉因疼痛而收縮，造成患處腫脹並有壓痛感，頸部動作將會明顯受限。

　　急性期落枕最好的保養方法，就是冰敷、休息。過幾天，發炎緩解以後，可以改用熱敷、拉筋伸展，並搭配敷貼中藥貼布，促進組織修復。

■ YNSA 自我居家保養

一天 2 次，每次 10～15 分鐘

高醫師建議處方：基本 A 點

自己以拇指按壓在額前的 A 點。找到凹陷或軟軟的觸感時，會有尖銳的疼痛感，這就是正確的 A 點位置。

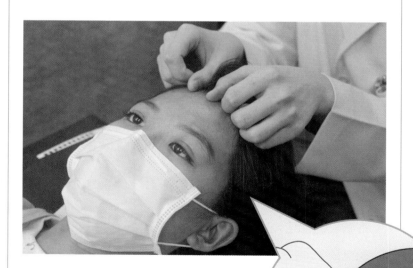

按壓後，緩緩轉動脖子，疼痛緊繃感會降低許多。

肩頸痠痛

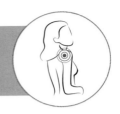

　　肩頸痠痛是指從後腦杓開始，到頸部至肩胛骨部位之間的疼痛，且大多數的肩頸痠痛，是因肌肉或韌帶受傷而引起。大部分頸部痠痛的原因，是長期不正確的姿勢，造成頸部肌肉疲勞、韌帶拉傷所致，如長時間使用電腦，躺著看電視，低頭工作或滑手機，坐姿不良，重複性的動作等，也就是現代「低頭族」的常見症狀。

　　避免肩頸痠痛，一定要注意：
1 鍵盤高度，約與坐姿時的手肘高度同高。
2 螢幕上緣，不要超過坐姿時的眼睛高度。
3 持續重複性的動作時，必須定時休息，每小時起身
　 10 分鐘。

　　如果能把握以上原則，就能避免肩頸痠痛。必要時，可搭配熱敷、敷貼中藥貼布，即可獲得顯著改善。如果仍然無法改善，則建議尋求醫師的專業診斷，進行治療，或是檢查是否有其他原因。

■ YNSA 自我居家保養

一天 2 次，每次 10 ～ 15 分鐘

高醫師建議處方：基本 A 點、基本 B 點

自己以拇指按壓在額前的 A 點、B 點，找到凹陷或軟軟的觸感時，會有尖銳的疼痛感，就能找到正確的 A 點、B 點位置。

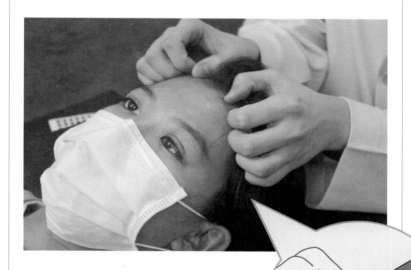

按壓完，動一動肩膀，肩膀和脖子的緊繃感會改善許多。

▲ 基本 B 點

網球肘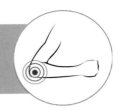

　　網球肘,學名為「肱骨外上髁炎」,是在肱骨外上髁附近發炎導致的疼痛。網球肘不只會發生在打網球的人身上。在運動或工作時,重覆的施力會造成手肘肌肉使用過度,產生肘關節外側的肌腱發炎,只要手臂出力或提重物,就會疼痛。如果病症持續惡化,不僅手肘的活動受到限制,即使在休息時,也會感到疼痛。

　　網球肘的主要的症狀:肘關節外側有明顯的壓痛,在擰毛巾或手臂出力時,手臂會覺得疼痛、痠脹、無力等。

　　網球肘的急性期治療主要以冰敷、休息、固定為主,而且要立刻停止手邊的工作,等四十八小時後,改成熱敷、固定。只要讓手肘休息並保持固定,網球肘的修復速度就會加快。

　　想要有效預防網球肘發生,就要保持正確的運動與工作姿勢,避免長時間與過度使用手臂的肌肉。

■ YNSA 自我居家保養

一天 2 次，每次 10 ～ 15 分鐘

高醫師建議處方：基本 C 點

自己以拇指按壓在額前的 C 點。C 點從髮際線上向額頭延伸，分別對應到肩關節至手指。手肘的對應位置，就在額角髮際線上的這一個點，也就是頭髮轉角的位置。在頭髮轉角上找到凹陷或軟軟的觸感後，你會有尖銳的疼痛感，這就是正確的 C 點位置。

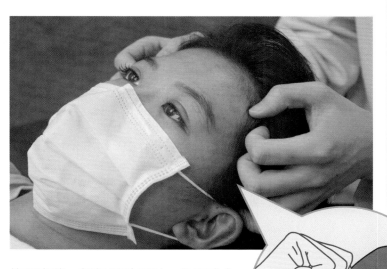

按壓完後，輕輕活動手肘，疼痛感會有明顯改善。

媽媽手

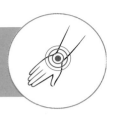

　　媽媽手又稱「狄奎凡氏症」，正式醫學名稱為「狹窄性肌腱滑膜炎」，是指位於手背拇指側的肌腱周圍腔室因長時間刺激導致腫脹，進而壓迫到下方的肌腱，引起手腕的通道狹窄，壓迫肌腱及滑膜，導致發炎腫脹，甚至造成沾黏。

　　媽媽手常見於中年婦女，或長時間使用手腕的工作族群，大多與日常生活中不正確用力，或是反覆用力過度有關，如洗衣服，擰毛巾，手腕過度彎曲，大拇指過度伸展。長時間重覆使用拇指施力的人，容易有媽媽手的症狀。

　　想要預防媽媽手，要把握一下幾個原則：

1 抱嬰兒時，盡量五指併攏，手掌、手腕成水平狀，平均分攤嬰兒的重量，避免嬰兒重量只由虎口及大拇指承受。

2 工作時，不要過度使用拇指，或是持續太久與重覆性的動作。

3 工作時，必須注意用力方式正確，適時的休息。

■ YNSA 自我居家保養

一天 2 次，每次 10～15 分鐘

高醫師建議處方：基本 C 點

自己以拇指按壓在額前的 C 點。C 點從髮際線上向額頭延伸，分別對應到肩關節至手指。先找頭髮轉角的位置，接著，劃一條與水平線夾 45 度角的線，從額角往下各數 1 公分，以拇指在這條線的末端附近按壓。當找到凹陷或軟軟的觸感時，你會感到尖銳的疼痛感，這就是正確的 C 點位置。

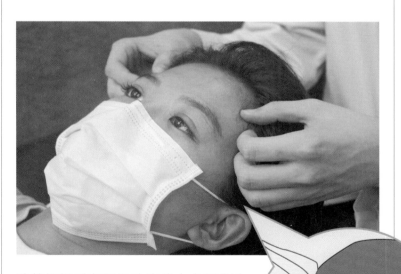

雖然媽媽手在經過治療後大多都會改善，但也很容易復發。如果要讓媽媽手能一勞永逸痊癒，建議掌握住熱敷、休息、固定三原則，搭配配戴護腕，讓手腕不要過度負擔，才能夠快速修復。

胸悶、心悸

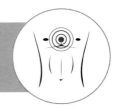

當心臟跳動異常時，我們會感受到胸悶、心悸。有時候，心跳會加速或不規律，但在心跳正常的情況之下，偶而也會發生。有時候，胸悶、心悸會合併有呼吸困難、頭暈等症狀。

引起心悸的原因，大約可歸因於以下幾類：
1 心律不整
2 心臟瓣膜疾病
3 新陳代謝異常
4 飲食、藥物

一般的胸悶、心悸，其實多半都是勞累、疲倦、體力下降、睡眠狀況不佳所引起。發生心悸時，可以測量每分鐘的脈搏數，看看有沒有規律或停頓，接著注意有沒有胸痛、氣喘、頭暈、盜汗、噁心嘔吐的症狀。若有上述的現象，就要盡速就醫。

■ YNSA 自我居家保養

一天 2 次，每次 10 ～ 15 分鐘

高醫師建議處方：基本 E 點

自己以拇指按壓在額前的 E 點。E 點在眉毛中點上方的一條斜線，從眉頭以 45 度角，往鼻根劃一條斜線延伸到眉頭。E 點可以分成 E1 ～ E12 個點，你可以用拇指在這條線上按壓，通常在線的前 1/4，也就是 E1 ～ E3 附近，比較容易找到凹陷或軟軟的觸感。按壓後，你會感到尖銳的疼痛感，這就是正確的 E 點位置。

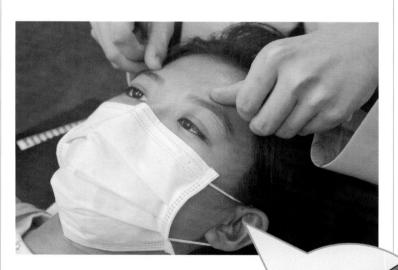

按壓完後，休息一下，再深呼吸 4 ～ 5次，胸悶、心悸症狀會有改善。如果症狀沒有減輕，則建議盡快就醫！

▶基本 E 點，E1-E3

胸部挫傷

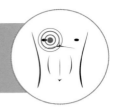

　　胸部遭到強烈撞擊會導致胸部挫傷，嚴重時可能會有肋骨骨折、氣胸、血胸，甚至可能危及生命！常見的輕微症狀有胸悶、呼吸困難與疼痛、咳嗽、胸部疼痛、紅腫、瘀青等。造成胸部挫傷的常見原因有車禍、碰撞、跌倒、運動受傷、勞力工作過久等外傷導致的因素。

　　胸部挫傷的急性期治療主要為冰敷、休息、固定。四十八小時之後，可以改成熱敷、固定、休息，盡量減少活動為佳。

　　除此之外，為了讓外傷部分能充分休息，盡量避免接觸過敏原、溫度變化、粉塵、刺激性氣味、吸菸等，以免造成咳嗽。由於咳嗽可能導致胸部疼痛，進而影響胸部挫傷的修復。

■YNSA 自我居家保養

一天 2 次，每次 10 ～ 15 分鐘

高醫師建議處方：基本 E 點

自己以拇指按壓在額前的 E 點。E 點可以分成 E1 ～ E12 個點，通常在線的中段，也就是 E4 ～ E7 附近，比較容易找到凹陷或軟軟的觸感。按壓時若感到尖銳的疼痛感，這就是正確的 E 點位置。

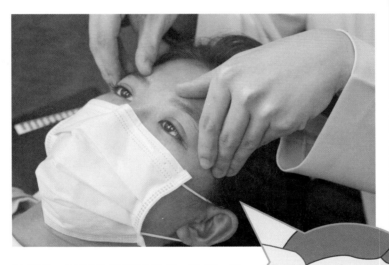

按壓後，可以做幾個深呼吸，胸痛、胸悶症狀應會有改善。這個方法只能稍微緩解胸部疼痛，若為胸部挫傷，必須前往醫療院所就診，由醫師開立止痛藥，或是活血化瘀的中藥，再搭配針灸治療，才能讓胸部挫傷盡快復原。

▲ 基本 E 點，E4-E7

腰痛、下背痛

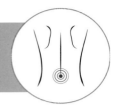

　　腰痛是診所常見的疾病，原因很複雜，大略有以下幾種可能性：

1. 表層的肌肉或附近的筋膜扭拉傷、挫傷、疲勞，韌帶或關節發炎。

2. 骨頭退化或增生，椎間盤突出、退化、脊椎滑脫，壓迫到四周的神經。

3. 腎臟結石、結核病、骨髓瘤、甚至腫瘤所引起。

　　簡單的判斷標準是，如果腰痛經常發生在某些特定位置，或做特定動作或姿勢時會腰痛，通常是肌肉骨頭等組織受傷所致。若不是，就可能有別的問題。

　　要如何預防腰痛呢？高醫師與讀者分享幾個方法：

1. 運動出汗後，要及時擦拭身體，更換乾爽的衣服。

2. 坐姿對腰部的負擔是最大的，因此在看書、看電視或電腦時，不宜長時間不動。每三十分鐘，站起來活動活動，讓腰部肌肉可以休息，避免腰部受傷。

3. 保持正確的坐姿，避免翹腳，沙發及床墊不可過軟，以免加重腰椎負擔。

4 不要勉強搬運過重物品，以免扭傷，也不要長時間
背負重物行走。

5 高跟鞋會增加腰部肌肉負擔，建議盡量少穿。

■ YNSA 自我居家保養

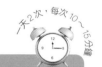
一天 2 次，每次 10～15 分鐘

高醫師建議處方：基本 F 點

自己以拇指按壓在耳後的 F 點。F 點在耳朵後下方的乳突骨表
面最高點上。當你找到凹陷或軟軟的觸感時，按壓後會有刺痛
的感覺，這就是正確的 F 點位置。

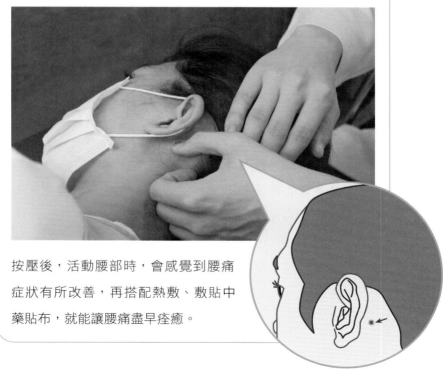

按壓後，活動腰部時，會感覺到腰痛
症狀有所改善，再搭配熱敷、敷貼中
藥貼布，就能讓腰痛盡早痊癒。

腳踝扭傷

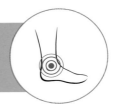

　　腳踝扭傷也是在中醫診所常見的疾病之一，通常扭傷一開始會紅腫、疼痛、活動困難。過幾天以後，可能會出現瘀青，旋轉腳踝的時候，疼痛加劇。

　　處理腳踝扭傷的方法，跟一般的急性扭傷、挫傷一樣。急性期可冰敷、固定、休息，四十八小時以後再熱敷、固定，敷貼中藥貼布。腳踝扭傷的修復，大約需要一週的時間，嚴重的話，甚至需要三個月才能復原。如果休息三到五天，疼痛感沒有改善的話，建議就醫。

　　預防腳踝扭傷的方法有三個：
1. 合適的鞋子，保護足踝避免再次扭傷。
2. 良好的運動場地。
3. 避免走在高低不平的路上。

■ YNSA 自我居家保養

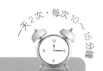
一天 2 次，每次 10～15 分鐘

高醫師建議處方：基本 D 點

自己以拇指按壓在側臉的 D 點。D 點在耳朵與皮膚連接處，往臉部方向數 2 公分，接著從顴骨弓表面找最高點，再往上數 1 公分。當你找到凹陷或軟軟的觸感時，會有尖銳的疼痛感，這就是正確的 D 點位置。

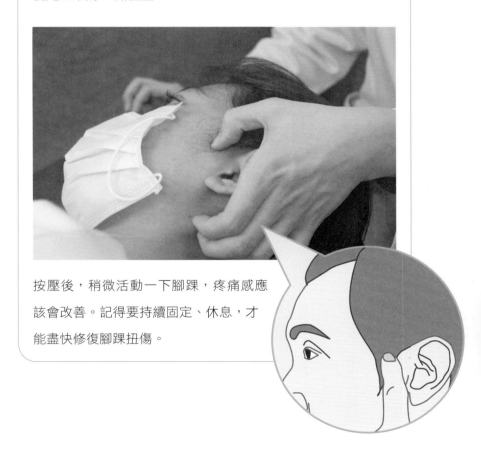

按壓後，稍微活動一下腳踝，疼痛感應該會改善。記得要持續固定、休息，才能盡快修復腳踝扭傷。

膝蓋疼痛

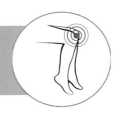

　　膝關節是人體中的大關節，也是最容易老化的關節。膝蓋的主要功能，是主管人體走路和跑步的動作，但也很容易受傷。一旦產生病變，就會造成膝部疼痛，甚至無法行走。

　　膝關節疼痛是中老年人常見疾病。造成中老年人膝關節病變的原因很多，如退化性關節炎、痛風、類風濕關節炎、感染性關節炎。年輕人常見的膝蓋疼痛則以運動傷害、外傷、過度使用等導致膝關節發炎、關節積水、十字韌帶撕裂傷等症狀。

　　要避免膝蓋損傷，首先要鍛鍊腿部肌肉，減輕膝蓋的負荷。但如果已經有膝關節疾病，要避免蹲下、爬山、爬樓梯或劇烈運動。除此之外，維持適當體重，才不會對膝關節造成負擔。

■ YNSA 自我居家保養

一天2次，每次 10 ～ 15分鐘

高醫師建議處方：基本 G 點

自己以拇指按壓在側臉的 G 點。G 點要從耳朵與皮膚連接處的那一條線往臉部方向數 2 公分，再從 D 點上方數 0.5 ～ 1 公分。當你摸到凹陷或軟軟的觸感時，會感覺到尖銳的疼痛感，這就是正確的 G 點位置。

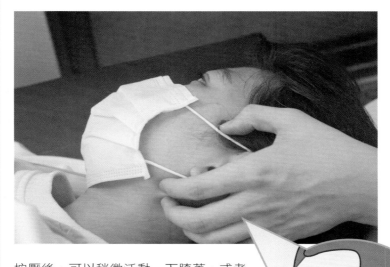

按壓後，可以稍微活動一下膝蓋，或者蹲看看，確認膝蓋疼痛是否改善。膝蓋受傷後，要記得要固定、休息、敷貼中藥貼布，才能有效緩解膝蓋疼痛。如果上述步驟均不見改善，記得要盡快就醫！

眼睛乾澀

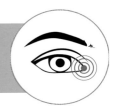

　　現代人大量使用 3C 產品，常常使用過度而不自覺減少眨眼次數，眨眼次數變少，會導致眼睛無法獲得充足淚液而乾澀。除此之外，當眼睛長時間盯著手機或電腦螢幕，也會因眼睛睜大，接觸空氣的表面積增加，眼淚被蒸發更多，眼睛自然就會愈乾澀。

　　眼睛乾澀常見的原因有幾個：

1 眼瞼閉合不全

2 淚液品質不佳

3 淚液分泌量不足

4 乾燥症

　　眼睛乾澀、疲勞時，最重要的就是閉眼休息。不論是使用 3C 產品或看書，每一小時就應該休息十分鐘。休息過後，看看遠方的景物，放鬆眼睛的睫狀肌。熱敷一下眼睛周圍，也能放鬆眼睛附近的肌肉、改善疲勞與乾澀。

■ YNSA 自我居家保養

一天 2 次，每次 10～15 分鐘

高醫師建議處方：眼點

自己以拇指按壓在額頭前的眼點。眼點的找法很簡單，從頭部正中線往左右各數 1 公分，再從髮際線往下數 2 公分。當你在額前找到凹陷或軟軟的觸感時，按壓後會有刺痛的感覺，這就是正確的眼點位置。

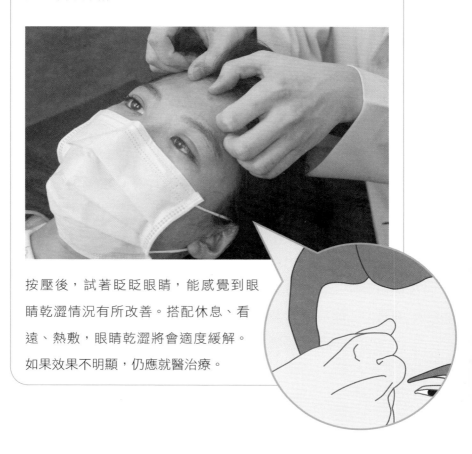

按壓後，試著眨眨眼睛，能感覺到眼睛乾澀情況有所改善。搭配休息、看遠、熱敷，眼睛乾澀將會適度緩解。如果效果不明顯，仍應就醫治療。

耳鳴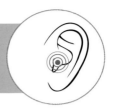

　　不少人曾有這種經驗，偶爾會聽到異常的聲音，通常一下子就好了，但有時候，聲音停不下來，會像是關不掉的噪音，有些是高音刺耳聲，有些像是收音機或是電視的雜訊聲，而且持續很久，這些就是耳鳴的常見症狀。

　　耳鳴最常見的原因是聽神經受損、噪音損傷、梅尼爾氏症，大腦的聽覺系統異常，甚至壓力、退化、疾病等，都有可能造成耳鳴，當然也有些不明原因會造成耳鳴。

　　耳鳴的治療並不容易。找得到原因的耳鳴，症狀解除之後往往就會改善，但不明原因造成的耳鳴，其實不好處理，有些醫師會建議與它共存。或者，醫師會建議使用耳塞、白噪音等方法來避免干擾。

　　預防耳鳴的方法很簡單。首先，保護自己的耳朵，不要讓耳朵暴露在高分貝、高音量的環境，也要避免長時間使用耳機，或把耳機音量開得太大聲。音量過大不僅容易傷害耳朵，也可能對聽神經造成不可逆的損傷。

■ YNSA 自我居家保養

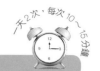
一天 2 次，每次 10～15 分鐘

高醫師建議處方：耳點

自己以拇指按壓在額頭上的耳點。先找到額角上的 C 點，再把 C 點跟鼻根連一條線，接著從 C 點末端往斜下方找 1.5 公分，就可以找到耳點。在耳點上找到凹陷或軟軟的觸感時，按壓後會有刺痛的感覺，這就是正確的耳點位置。

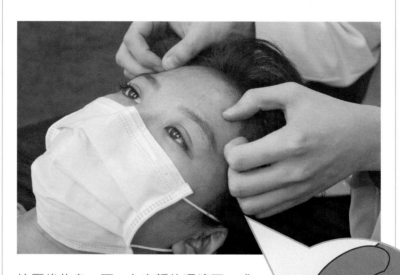

按壓後休息一下，在安靜的環境下，感受周圍的聲響，你會發現耳鳴的聲音變小。如果按壓幾次以後，效果還是不明顯，同樣建議先就醫。

流鼻水、打噴嚏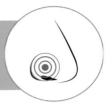

　　從小到大，每個人多少都有感冒的經驗。不論是一般感冒、流行性感冒、過敏性鼻炎等，流鼻水、打噴嚏的時候，都會用掉好多的衛生紙拿來包水餃，真的很不舒服。擤鼻涕的聲音，甚至會干擾其他人。

　　為什麼會流鼻水呢？健康的人體，鼻腔會自然分泌一些液體，但如果是感冒的話，就會流出黃綠色的鼻涕；過敏性鼻炎的病患，則是會流出灰白黏稠的鼻涕。如果是上呼吸道感染引起的症狀，會附帶咳嗽、喉嚨痛，嚴重時甚至會有發高燒、胸悶、呼吸困難等現象，此時就要立刻就醫治療！如果在白天起床或睡前容易流鼻水、打噴嚏、鼻子癢、眼睛癢，比較有可能是過敏性鼻炎。

　　針對以上疾病，醫師會開立藥物緩解症狀。除此之外，你也可以用熱毛巾熱敷鼻腔，讓鼻腔暢通，或藉由清洗鼻子來改善。

■ YNSA 自我居家保養

一天 2 次，每次 10～15 分鐘

高醫師建議處方：鼻點

自己以拇指按壓在額頭前的鼻點。鼻點的找法很簡單，從頭部正中線往左右各數 1 公分，再從髮際線往下數 3 公分。或者你可以這樣記——鼻點在眼點下方 1 公分。當你在鼻點上找到凹陷或軟軟的觸感，按壓後會有疼痛的感覺，這就是正確的鼻點位置。

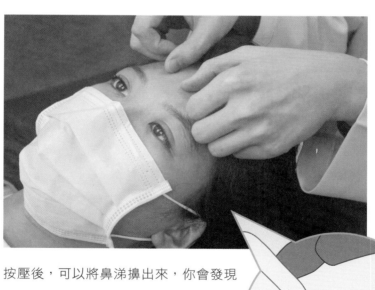

按壓後，可以將鼻涕擤出來，你會發現打噴嚏、流鼻水、鼻塞的症狀獲得改善。但是如果仍有感冒症狀，一定要去看醫生！

喉嚨痛

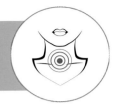

　　日常生活當中，偶爾會感到喉嚨痛、喉嚨癢，尤其是感冒的時候，喉嚨痛是常見的症狀。除此之外，口角炎、咽喉炎、病毒感染、勞累、疲倦、吞入異物，甚至胃食道逆流，都有可能導致喉嚨痛。而感冒後期、鼻涕倒流、天氣乾燥，或是食用過多油炸、辛辣、薑母鴨、羊肉爐等補養食材，均易造成喉嚨癢。

　　喉嚨痛的時候，千萬不要服用偏方，建議找合格的醫師，接受診治，才是最好的方法！

■ YNSA 自我居家保養

一天 2 次，每次 10～15 分鐘

高醫師建議處方：口點

自己以拇指按壓在額頭前的口點。口點的找法很簡單，從頭部正中線往左右各數 1 公分，再從髮際線往下數 4 公分。或者你可以這樣記——口點在鼻點下方 1 公分。當你找到凹陷或軟軟的觸感，按壓後會有刺痛的感覺，這就是正確的口點位置。

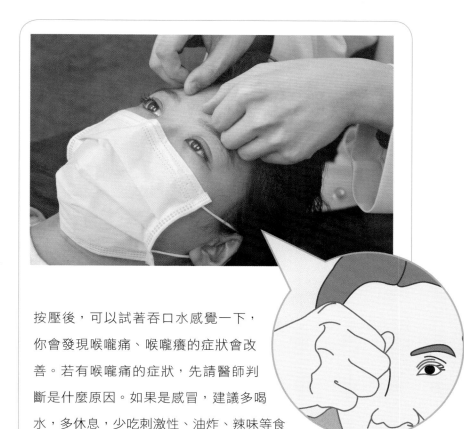

按壓後，可以試著吞口水感覺一下，你會發現喉嚨痛、喉嚨癢的症狀會改善。若有喉嚨痛的症狀，先請醫師判斷是什麼原因。如果是感冒，建議多喝水，多休息，少吃刺激性、油炸、辣味等食物；如果是因為胃食道逆流引起，建議少喝咖啡，少吃甜食，以清淡飲食為主，喉嚨痛的症狀才能盡速痊癒。

頭痛

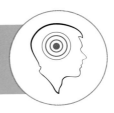

　　頭痛的不舒服感覺，幾乎每個人都曾經歷。一般的頭痛症狀，通常不會持續太久，但嚴重的頭痛不適，甚至會導致噁心、嘔吐、眩暈等症狀。

　　頭痛可以分成「原發性」與「續發性」兩種。原發性頭痛就是沒有原因的頭痛，包括偏頭痛、緊縮型頭痛、三叉神經痛或其他原因；續發性頭痛是因為其他疾病所導致的頭痛，如外傷、腦部血管疾患造成的頭痛、感染、精神疾病導致的頭痛。

　　偏頭痛跟頭痛不一樣，偏頭痛會持續四至十二小時，伴隨頭痛有抽痛感、噁心、嘔吐、畏光。但不論是哪種頭痛，建議先尋求醫師診斷，才能盡快改善。如果只是一味的服用止痛藥，反而可能延誤病情！

■ YNSA 自我居家保養

一天 2 次，每次 10～15分鐘

高醫師建議處方：大腦點

自己以拇指按壓在額頭上方的大腦點。大腦點跟 A 點一樣，從頭部正中間劃一條線，從正中線往左右各數 1 公分，再從髮際線往上數 1.5 公分，這個範圍就是大腦點。在大腦點上找到凹陷或軟軟的觸感時，按下去會有疼痛的感覺，這就是正確的大腦點位置。

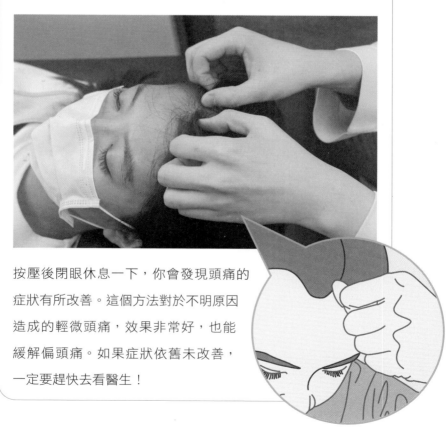

按壓後閉眼休息一下，你會發現頭痛的症狀有所改善。這個方法對於不明原因造成的輕微頭痛，效果非常好，也能緩解偏頭痛。如果症狀依舊未改善，一定要趕快去看醫生！

頭暈

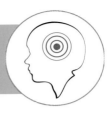

　　頭暈的症狀在生活中也很常見，特別是乘車、搭船、搭乘飛機時。除此之外，感冒、疲倦勞累時，也經常會頭暈。

　　頭暈分成幾個常見原因：

1. **眩暈：**天旋地轉的感覺，多半是內耳疾病，也就是主管身體平衡感的神經或器官出了問題，如梅尼爾氏症、前庭神經炎。
2. **不平衡感：**因為不平衡感而覺得頭暈，如小腦病變、帕金森氏症或四肢的周邊神經病變，造成走路不穩。
3. **非特異性頭暈：**原因不明的頭暈，通常跟情緒、壓力、睡眠不足、焦慮、服用鎮靜劑等藥物有關。

　　頭暈的時候相當不舒服，有時候還會伴隨頭痛、噁心、嘔吐、耳鳴等症狀。如果有這種狀況，建議盡快接受檢查，服用藥物治療。

■ YNSA 自我居家保養

一天 2 次，每次 10 ～ 15 分鐘

高醫師建議處方：大腦點、小腦點

自己以拇指按壓在額頭上方的大腦與小腦點。在前一部分已經教過，怎麼找大腦點，小腦點則是在身體正中線左右各 1 公分，再從髮際線往上數 1.5 ～ 2.5 公分的範圍，小腦點就在大腦點的上方。當你在大腦點與小腦點上找到凹陷或軟軟的觸感時，按下去後有刺痛的感覺，就表示你找到了正確的位置。

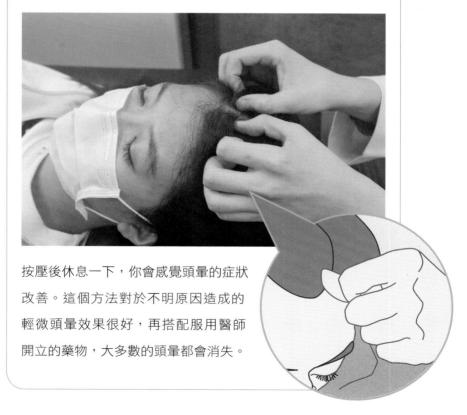

按壓後休息一下，你會感覺頭暈的症狀改善。這個方法對於不明原因造成的輕微頭暈效果很好，再搭配服用醫師開立的藥物，大多數的頭暈都會消失。

▲小腦點

第三章

運用 YNSA 改善症狀的實際病例

　　YNSA 的特色在於能快速緩解病患的症狀與不適。有許多各式各樣的疼痛、神經疾患等疑難雜症，在尋遍了中西醫治療後，症狀仍無法緩解的病患，經過高醫師的診治，並採取 YNSA 治療後，疾病能夠痊癒或大幅改善。

挫傷

> 夜不能眠的下肢疼痛，一針就有明顯
> 改善

ㄅ小姐 25 歲 因車禍撞傷導致下肢疼痛就診

就診前，ㄅ小姐曾經到骨科做 X 光檢查，影像顯示沒有骨折，醫師開立止痛藥以後，就請她回家休息。雖然ㄅ小姐服用了止痛藥，但當天晚上卻痛到醒過來，於是隔天下午

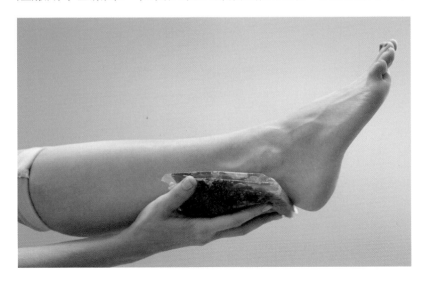

到診所找高醫師看診。

　　我先幫ㄅ小姐看了一下小腿，發現她的小腿因為撞傷導致紅腫、發熱，並有一大片瘀青。我先幫她進行診斷，然後進行 YNSA 治療。

　　首先，我在ㄅ小姐右側鬢角邊的基本 D 點輕輕按壓，並詢問她有沒有感覺到異狀。ㄅ小姐回應：「啊！這裡摸起來好痛！」於是我確定位置是正確的，並且下針。接著，我再輕輕按壓她的小腿，問她感覺疼痛有沒有減輕。她很驚訝的回應：「咦！不痛了耶，好神奇喔！怎麼效果這麼好。以前我扭傷的時候都要去急診室打止痛針才會比較不痛，沒想到頭皮針也有這種效果！」她緊繃的雙肩終於放下，露出輕鬆的表情。

　　挫傷的病患，急性期最好的方法就是冰敷、休息、固定，而且不建議對患部進行針灸與推拿，不然疼痛會加重。雖然治療後疼痛暫時緩解，但取針以後會再復發，所以建議一週內複診二到三次，搭配敷貼中藥貼布，或服用活血化瘀、清熱解毒的藥物，修復速度才會快。

偏頭痛

ㄆ小姐　22 歲 因偏頭痛就診

　　ㄆ小姐是印尼華僑，在台灣讀大學。一開始，ㄆ小姐是因為腰部疼痛來診所找我。治療幾次以後，她問我，可不可以治療她的偏頭痛。她從小就有偏頭痛，常常在緊張時或考試前，頭痛更明顯，甚至會痛到嘔吐。在印尼就醫的時候，醫師通常都開立止痛消炎藥給她，服用以後症狀會暫時改善，但藥效過了就會復發，而且藥物的止痛時效愈來愈短，讓她非常困擾。到台灣就學之後，她的偏頭痛症狀仍然無法緩解。

　　我先幫ㄆ小姐進行診斷，並進行 YNSA 治療。我先輕輕按壓她額頭上的大腦點，並問她有沒有感覺到異狀。她回應：「額頭前面這裡摸起來很刺。」這時候，我可以確定位置是對的，並在找到的位置下針。接著，我讓針灸針留在她的頭上，留針二十分鐘，並囑咐她閉目休息。

　　二十分鐘後拔針，我問她感覺如何？ㄆ小姐跟我說：

「怎麼突然感覺不到頭痛了！我以前在其他中醫診所針灸的時候，都會很痠。雖然拔針以後效果也很不錯，但是我實在是不太喜歡那種痠痠脹脹的感覺。」之後，ㄆ小姐一週到門診接受兩次針灸治療。六次療程後，長年困擾她的偏頭痛就完全消失了。

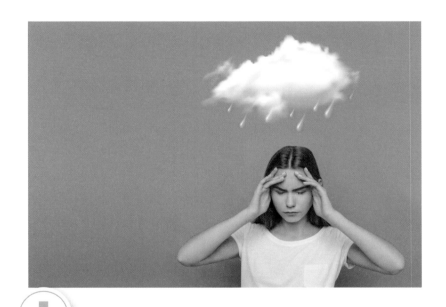

偏頭痛是一種跟血管、神經、腦內傳導物質都有關係的疼痛。有時會感受到血管在頭上跳動，引起偏頭痛的原因，不外乎是天氣變化，情緒與精神壓力，吃了會誘發偏頭痛的食物，如巧克力、茶、咖啡等。除了西醫治療以外，平常要注意規律的生活作息，減少攝取刺激性的食物。傳統中醫針灸與中藥對偏頭痛有顯著療效之外，YNSA 治療也是一個好方法。

落枕

> 肩頸肌肉發炎，導致無法轉動頸部，
> 連續治療兩次就痊癒

ㄇ先生 35 歲 因落枕就診

就診的兩天前，ㄇ先生早上起床時，突然覺得脖子很痛，沒辦法向右轉，如果勉強向右轉，會覺得非常疼痛。他先前往住家附近的推拿館，由推拿師幫他按摩，沒想到疼痛變得更嚴重。

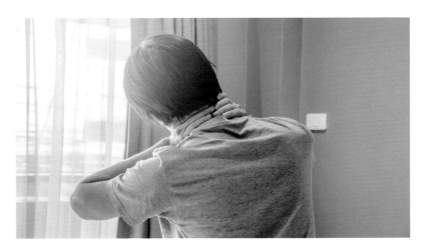

　　ㄇ先生來到診間時，我先檢查他的頸部，發現他的肩頸肌肉紅腫、發熱。此時，我判斷他的頸部肌肉有急性發炎。急性發炎的肌肉，不適合進行針灸，否則疼痛會加劇，因此我選擇以 YNSA 治療。

　　我先在ㄇ先生左側額頭上的基本 A 點輕輕按壓，並問他有沒有感覺到異狀。他說，他不知道怎麼表達，但按壓的位置的確有點痠痛。於是我確定這個位置是正確的，並於按壓處下針。

　　下針後，我輕輕觸碰了一下ㄇ先生的脖子，詢問他疼痛有沒有減輕，他說沒那麼痛了。接著，我請ㄇ先生慢慢的轉動頸部，發現他的頸部轉動幅度，較看診前大了許多。我讓針灸針留在他的頭上，留針十五分鐘，並在肩頸上方敷貼中藥的三黃膏，幫助消炎止痛、活血化瘀。取針以後，ㄇ先生說他的脖子疼痛感改善很多。隔天，ㄇ先生再到診所接受一次治療之後，落枕就痊癒了。

　　落枕，也就是急性頸椎關節周圍炎，屬於常見的一種頸部疾病。長期睡姿不良，睡覺時頸部處於溫差較大的環境，或是因為感冒，頸部周圍的肌肉發炎，種種情況都可能造成落枕。急性期落枕最好的保養方法，就是冰敷、休息。等發炎緩解以後，可以改用熱敷、拉筋伸展，並搭配敷貼中藥貼布，即可加速修復。

腰痛

§ 令人坐立難安的腰痛，治療三次並輔
§ 以中藥敷貼後，症狀即痊癒

ㄈ先生 **28 歲 因腰痛就診**

　　ㄈ先生在早上起床，伸個懶腰後，驚覺「啊！閃到腰了。」接下來，腰部的疼痛讓他沒辦法轉身，一坐下來就很難站起來，坐立難安。於是，ㄈ先生選擇到住家附近的中醫診所就診，當下症狀有改善，但幾個小時之後，腰痛再度復發，連挺直身體都有困難。

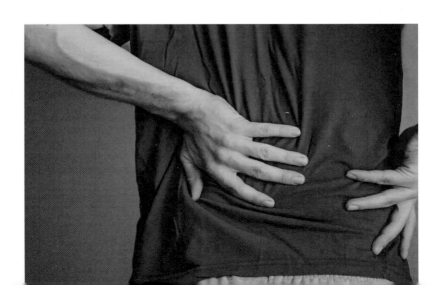

　　當ㄷ先生來到診間，我先檢查他的腰部，發現他的腰部肌肉紅腫、發熱，經判斷是他的下背肌肉急性發炎，因此我選擇以 YNSA 進行治療。

　　我輕輕按壓ㄷ先生右側額頭上的基本 D 點，並詢問他有沒有感覺到異狀。他馬上就覺得按壓處有尖銳的刺痛感，因此我在 D 點下針。接著，我請ㄷ先生輕輕轉動腰部，他覺得腰部疼痛減輕了，但還是很不舒服。於是，我在基本 F 點下針，請他再嘗試轉動腰部，他說疼痛感又減少一點了。我讓針灸針留在他的頭上，留針十五分鐘，並在下背部敷貼可消炎止痛、活血化瘀的三黃膏。

　　隔天ㄷ先生回診時，說針灸治療效果非常好，腰部比較能活動了。他在一週內複診治療三次之後，腰扭傷即痊癒。

　　急性腰扭傷俗稱「閃到腰」，是指腰部用力不當，負荷超重或其他原因使腰部肌肉、韌帶、筋膜、小關節受損的總稱，臨床表現為腰部突發疼痛，活動受限，肌肉痙攣等，多發生於青壯年體力勞動者，或平時缺乏運動的人，沒有熱身突然從事劇烈運動。腰扭傷發生後，可能會感到腰部劇烈疼痛，特別是咳嗽、彎腰、打噴嚏及腹部用力時，疼痛會加劇。以這位病患來說，急性期最好的方法就是冰敷、休息。過幾天等發炎緩解以後，改用熱敷並搭配敷貼中藥貼布，促進組織修復。

足底筋膜炎

《 腳跟如針刺，經過十二次治療，走路
《 不再是苦差事

ㄅ女士 56 歲 因足底筋膜炎就診

　　一個月前某天，ㄅ女士早上下床時，腳一踩地板，突然感覺到腳底有刺痛感。她忍住不適感出門上班，不久發現疼痛好轉，之後也就不以為意。但之後幾天，她發現下床腳一踩地，腳底仍會疼痛，走路一陣子症狀會改善，但如果又長時間行走，腳底反而更痛。ㄅ女士到中醫診所針灸治療之後，症狀獲得改善，但腳底疼痛反反覆覆。也就是說，有治療，疼痛會改善，但沒幾天又會復發，讓ㄅ女士覺得很難受。

　　ㄅ女士就診時，我先在她右側額頭上的基本 D 點輕輕按壓，詢問她有無感覺到異狀。她覺得 D 點有點疼痛，因此我在 D 點下針。下針後，我讓ㄅ女士起身走動一下，她覺得很震驚，因為先前走路的時候，腳底──特別是腳跟的

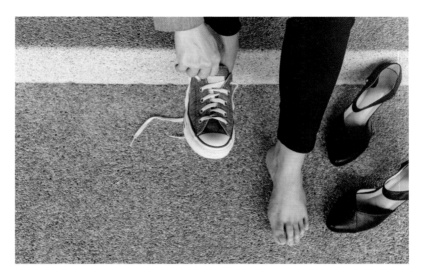

地方，疼痛感明顯，但針灸後，立即改善很多！接著，我在
她的左側大腦點找到疼痛點並下針，再請她走看看，她說腳
底完全不痛了，於是我讓針灸針留在她的頭上，留針二十分
鐘，請她一週來診所治療三次。

　　兩天後，ㄅ女士回診時，跟我說她以前早上都不太敢下
床，但接受治療以後，已經比較不會有下床的恐懼感，踩地
板也比較不會痛了。

　　經過十二次治療以後，她的足底疼痛逐漸減輕，早上下
床踩地時，腳底疼痛感也愈來愈少。沒多久，她的足底筋膜
炎就痊癒了。

足底筋膜炎大多都是足底筋膜過度或不當使用，或是因年老退化導致脂肪墊的萎縮，形成緩衝效果減少所致。常見的足底筋膜炎有幾個因素：

1. 長期站立或走路
2. 穿著不適合的鞋子
3. 扁平足
4. 跟骨骨刺
5. 運動傷害
6. 肥胖症

足底筋膜炎則有以下幾個常見症狀：

1. 早晨剛下床走路時，足跟特別疼痛。
2. 過一段時間後，疼痛減輕。
3. 行走一段時間後，腳底開始產生疼痛。
4. 疼痛部位從腳跟向前蔓延，並有輕度腫脹。

這個病患是十分典型的足底筋膜炎症狀，可見 YNSA 對於足底筋膜炎的治療效果，十分顯著。

耳鳴

惱人的耳鳴不是病，但難有好眠。耳點、大腦點下針治療的成效顯著

云小姐 **32 歲 因耳鳴就診**

　　云小姐自幼時就有耳鳴，處於安靜的環境時，症狀更明顯，尤其是早晨起床及夜深人靜的時候。在考試前、情緒起伏或精神壓力比較大的時候，症狀更會加重。她總是覺得聽到尖銳的聲音、沙沙聲，或是收音機的雜訊聲，往往需要戴上耳塞才能入睡。

　　她從小看過許多耳鼻喉科、神經內科，也做過許多檢查，但檢查結果都未顯示出任何異常，醫師只能請她學習如何跟耳鳴共處。

　　云小姐開始尋求中醫診治，服用過許多科學中藥藥粉、傳統水煎藥、中藥藥丸、針刺治療、艾灸等，但都沒有明顯的改善。後來，經過朋友的引薦，她來找我尋求治療。

　　就診時，我先輕輕按壓云小姐雙側額頭上的耳點，並問她有沒有感覺到異狀。她覺得耳點有點疼痛，我就在耳點下

針。接著，我問她有沒有察覺任何變化，她當時並未有明顯感覺，我接著觸碰了她的大腦點。後來，我在她的雙側大腦點找到疼痛點並下針，再請她感覺一下，但她仍覺得耳鳴很明顯。於是，我讓針灸針留在她的頭上，留針二十分鐘。

過了幾天，ㄠ小姐回診時，她很高興的說：「高醫師，前幾天在針灸結束以後，我沒有什麼感覺。可是我回家了以後，在睡覺前，我發現耳鳴聲變小聲了！後來我嘗試著不戴耳塞，沒想到當晚睡得還不錯耶！我想繼續接受治療。」經過十二次治療以後，她的耳鳴聲逐漸減輕，之後就再也聽不到耳鳴。

耳鳴是指外在環境不存在聲音，病患卻聽見聲音的一種症狀，病患常形容會聽到高頻聲、鈴響聲、輕敲聲、輕嘶聲或低吼聲，單耳或雙耳耳鳴均有可能發生。有些病患會因此情緒低落、焦慮或難以集中精神。但耳鳴並不是一種疾病，而是一種源自不同原因的症狀，如聽力損傷、耳部感染、心血管疾病、梅尼爾氏症、腦部腫瘤、心理壓力等，但絕大多數都是不明原因所導致。

耳鳴的治療方法並不多，少數醫師會開立維生素 B 群、銀杏萃取物等藥物，中醫師則會使用針灸、補腎、活血化瘀等藥物治療，但仍有許多病患並無法得到明顯改善。

從這個病例不難看出，病患的症狀十分典型，YNSA 對於耳鳴的治療亦效果顯著。

突發性耳聾

> 耳中風使聽力大幅下降，把握黃金治
> 療期，中西合併救回聽力

ㄋ小姐 **28 歲 因突發性耳聾就診**

　　就診的四天前，ㄋ小姐的左耳突然有強烈耳鳴，接著伴隨著頭暈、噁心嘔吐、耳朵悶塞感，隔天早上她就發現，左耳聽不見了！她焦急的前往醫院的耳鼻喉科就醫，經過一連串檢查以後，西醫的診斷為突發性耳聾，開了藥後請她回家休息，並囑咐她要早點睡。

　　吃了幾天的藥以後，ㄋ小姐發現症狀沒有改善，於是她改往中醫診所就醫，中醫師幫她針灸治療，開立傳統水煎藥給她服用，但症狀仍沒有任何變化。

　　後來她來找我時，我看了她的聽力檢測表，發現她的聽力只剩下八十分貝，大概要像施工現場的巨大聲響，她才聽得見。一般的日常生活中的聲音，她都聽不見。

　　我先在ㄋ小姐雙側額頭上的耳點輕輕按壓，並問她有沒有感覺到異狀。她覺得耳點有劇烈疼痛，因此我在耳點下

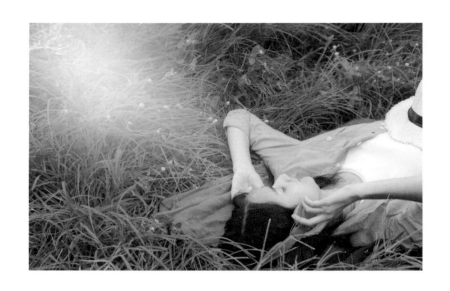

針。接著，我觸碰了她的大腦點、小腦點，找到疼痛點下針後，再請她感覺一下。她覺得頭暈有改善，耳朵悶塞感有減輕一些。於是我讓針灸針留在她的頭上，留針二十分鐘，並請她一週回診三次。除此之外，我給她的醫囑是早點睡，注意保暖，西醫開的藥要準時吃。

　　幾天後回診時，ㄋ小姐告訴我，她的聽力恢復了很多。她到醫院回診時做了聽力檢查，聽力恢復至四十八分貝，已經可以聽得見家人講話的聲音。除此之外，耳鳴、耳朵悶塞感、頭暈的症狀也改善很多。

　　第三次回診的時候，她的聽力恢復到三十分貝了，大部分的聲音都聽得見，只剩下像電風扇轉動這樣輕微的聲音，還聽不太清楚，但不再耳鳴，也沒有耳朵悶塞感、頭暈與噁

心嘔吐的情況出現。第四次回診的時候，ㄋ小姐的聽力已恢復到二十分貝，她告訴我耳鼻喉科醫師的診斷，她的突發性耳聾已完全痊癒了。

突發性耳聾俗稱「耳中風」，是耳鼻喉科的急症，患者在三天之內做聽力檢查，若有連續三個頻率的聽力下降超過三十分貝，即是神經性聽力損失的耳中風。耳中風在台灣的發生率約為十萬分之五至二十，發病年齡大多介於四十歲到六十歲之間，且多發生於單耳聽力下降，鮮少有雙耳同時發生的情況，部分病患會出現眩暈、耳朵悶塞感等併發症。

目前醫學界對於耳中風的致病原因仍沒有定論，僅有百分之十至百分之十五的耳中風找得到原因，像是病毒感染、外傷或心血管病變所造成。在臨床上，約三分之一患者可完全痊癒，三分之一可恢復一定程度的聽力，三分之一則治療無效。

突發性耳聾治療仍相當困難，西醫會使用類固醇、耳內針、血管擴張及血漿擴張劑來治療；中醫則多半採傳統針灸合併內服中藥，針對耳朵附近的穴道，如耳門穴、聽宮穴、聽會穴、率谷穴等穴道進行針刺，但效果因人而異。

在這個病例當中，我們可以發現，YNSA 的療效十分顯著，病患的修復速度非常快，治療四次就完全恢復聽力。另外，根據高醫師的經驗，發病後的十四天是黃金治療期，只要耳中風病患能在發病後兩週內，同時接受 YNSA 與西醫治療，痊癒的機率將會大幅增加。

嗅覺異常

§§ 感冒痊癒了卻失去嗅覺，經由六次治療，重拾味道分辨能力

ㄅ小姐 37 歲因嗅覺異常就診

就診前一個月，ㄅ小姐被公司同事傳染感冒，當時她先到一般診所看病，一週以後，雖然感冒痊癒了，可是她突然發現聞不到氣味！於是，她轉至醫院的耳鼻喉科就醫，醫師說她的嗅覺有損傷，開立藥物後，請她回家休息，之後安排了一些檢查，可是檢查結果未見任何異常。

服用一週的西藥之後，ㄅ小姐可嘗到酸甜苦鹹等味道，但還是聞不到任何氣味。隨後，ㄅ小姐到中醫診所就醫，中醫師替她針灸治療，開立科學中藥給她服用。服藥後，嗅覺異常的問題，仍不見起色。

ㄅ小姐來到我的診間時，我先輕輕按壓她額頭上的鼻點，並問她有沒有感覺到異狀。她覺得鼻點有點怪怪的，但說不上是什麼感覺，因此我在鼻點下針。接著，我觸碰了她的大腦點，並在雙側大腦點找到疼痛點下針，並拿燃燒的艾

草請她聞看看。她聞了以後，只覺得艾草很嗆，但沒有聞到艾草的香味與煙燻味。於是，我讓針灸針留在她的頭上，留針二十分鐘，並請她一週複診兩次。除此之外，我叮囑她，回家後可以試著聞看看食物以及香水的味道，觀察嗅覺的變化。

　　數天後回診時，ㄉ小姐告訴我，她可以聞到食物的味道了！她覺得很高興，決定繼續治療。治療期間，她的嗅覺逐漸恢復。第三次回診時，她已經能聞到食物以外的氣味。第四次回診時，她覺得食物的味道變重了，但她仍然無法分辨氣味的強弱。到了第六次回診時，ㄉ小姐告訴我，所有的味道她都可以分辨出來了。

　　常見嗅覺異常包括：嗅覺喪失、嗅覺減退。嗅覺異常又可以區分為「傳導性」與「感覺性」兩種不同的情況。

　　傳導性嗅覺異常，是因為鼻腔當中通往嗅覺區域的氣道被阻塞，如過敏性鼻炎、鼻中膈彎曲等原因所導致；感覺性嗅覺異常，則因為嗅覺細胞或嗅覺神經受損所致，如感冒。

　　傳導性嗅覺異常可經由除去阻塞原因來改善症狀，如內視鏡手術等。針對感覺性嗅覺異常，西醫通常會給予類固醇、礦物質「鋅」來治療，除此之外無特別有效的治療方法。

　　在本病例當中，病患屬於感覺性嗅覺神經損傷，使用 YNSA 治療的療效顯著，修復速度非常快，經過六次治療就完全恢復嗅覺。如果是傳導性嗅覺異常，也就是過敏性鼻炎所引起的，YNSA 治療的效果也相當不錯。

味覺異常

因感冒所引起的味覺異常，六次下針治療之後痊癒了

ㄍ女士 62 歲 因味覺異常就診

就診前二週，ㄍ女士被家人傳染感冒，先前往西醫看病，一週後感冒痊癒。可是，ㄍ女士突然發現，她嘗不出味道了！於是，她到醫院的耳鼻喉科就診，醫師診斷為味覺有損傷，一段時間後就會痊癒，在開立藥物之後，請她先回家休息。之後醫師安排了相關檢查，檢查結果並無異常。

服用一週藥物以後，ㄍ女士還是吃不出食物的味道，症狀都沒有改善，食慾變得很差，體重一直減輕，令她感到十分困擾。

ㄍ女士來找我就診時，我先在她額頭上的口點輕輕按壓，問她有沒有感覺到異狀。她覺得口點有些痠痠痛痛的，因此我在口點下針。接著，我觸碰了她的大腦點，在她的右側大腦點找到疼痛點並下針後，拿了一顆巧克力請她吃看看。她跟我說，味同嚼蠟，鼻子倒是有聞到巧克力的香味。

於是我讓針灸針留在她的頭上，留針二十分鐘，並請她一週回診兩次。我囑咐她，回家後盡量吃看看各種食物，觀察味覺的改變。

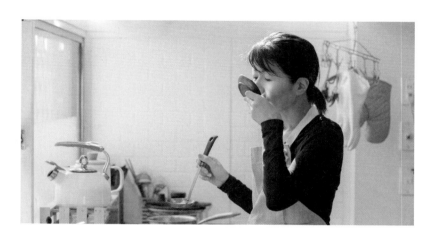

　　幾天後回診時，《女士告訴我，她可以嘗到酸味跟苦味了！治療期間，她的味覺逐漸恢復。第三次回診時，她已能吃出甜味與鹹味；到了第六次回診時，《女士告訴我，她的味覺恢復得差不多了，可以分辨大部分的食物味道，因此我們結束 YNSA 治療。

　　常見味覺異常原因，包括病毒入侵、老化、勞累、壓力，或是癌症化療後的影響，在現代社會中，飲酒過量也可能造成味覺異常。除了平常注意舌頭及口腔的清潔外，目前仍缺乏相對有效的治療方法。

　　在本病例當中，在經過六次治療之後，病患味覺異常的症狀即獲得修復，可見 YNSA 的療效十分顯著。

多發性硬化症

〈〈 無法自主活動的神經系統病變，十二
〈〈 次的治療後，病患得以重新行走

ㄅ女士 **44** 歲 因多發性硬化症就診

　　數年前開始，ㄅ女士突然覺得平衡感不佳，時常走路不穩，甚至跌倒。剛開始她不以為意，覺得可能是太過勞累，多休息應該就會好，但她的症狀不只沒有改善，還繼續惡化，到最後甚至沒辦法走路，需要依靠輪椅才能活動。

　　經過西醫診斷與檢查以後，判斷她罹患了多發性硬化症。隨後，ㄅ女士便開始服藥並接受治療。在治療過程中，雖然她的疲勞、抽筋情況稍有好轉，但仍無法自行活動，頭暈與平衡感不佳的情況亦沒有任何改善。於是，她開始尋求中醫的治療。中醫師開立藥物與針灸治療以後，ㄅ女士的頭暈稍微緩解，但其他症狀仍困擾著她。

　　針對ㄅ女士的症狀，我先在她額頭上的大腦點輕輕按壓，並確認有無感到異狀。一開始，她覺得大腦點很不舒服，因此我先在大腦點下針。接著，我觸碰了她的小腦點，

在她的左側小腦點找到疼痛點並下針後，我請看護攙扶她站起來，試著走看看。丂女士試走之後，覺得腳步比較輕鬆了，但仍然有點頭暈。下一步，我觸碰了她的左側基本D點，找到疼痛點後下針，留針二十分鐘，並請她一週複診兩次，也叮嚀她要照常服用西醫開立的藥物。

幾天後回診時，丂女士告訴我，頭暈的情況改善很多。治療期間，她的下肢力量逐漸恢復。第十二次回診時，她已可以自行站立走路，而且平衡感大幅轉好，不論站立或走路都不會頭暈了。

多發性硬化症（Multiple Sclerosis, MS）是一種自體免疫系統的疾病，也就是說，免疫系統攻擊神經系統，導致神經系統病變。免疫系統主要會攻擊神經的髓鞘。髓鞘就像是包住電線的塑膠外層一樣，讓電線不至於短路，同時加速神經訊號的傳導。當這些髓鞘遭到破壞，神經訊號的傳導就會變慢，甚至停止。

一般來說，病患多在二十至四十歲時發病，女性的發生率約為男性的兩倍。多發性硬化症的臨床症狀大致有下列情形：視力受損、平衡失調、行動不便、感覺異常、口齒不清、疲勞、頻尿、記憶力受損等。

多發性硬化症尚無有效的治療方式，不論中西醫，目前的治療多半以症狀治療與改善為主，避免繼發症狀出現。中醫方面，通常給予祛風逐痰的藥物，如竹茹、枳實、天麻等藥物。以 YNSA 搭配西醫治療，可以大幅度改善病患的身體不適感，恢復日常自理能力。

急性多發性神經炎

四肢無力、麻痺而無法走路，十二次
的治療恢復力量，行走自如

ㄏ女士 51 歲 因急性多發性神經炎就診

　　就診前兩個月，ㄏ女士被傳染感冒，就醫服藥後，一週內感冒就痊癒了。但感冒痊癒後沒幾天，她突然發現，四肢很麻、無法使力，甚至連走路都有問題，於是家人將她送到急診室。經過檢查以後，醫師診斷她罹患了格林–巴利症候群，也就是急性多發性神經炎。醫師表示，這種疾病非常危險，需要立即住院治療。出院以後，ㄏ女士的症狀稍微改善，但四肢仍然沒有力氣、麻痺，而且十分疼痛。

　　ㄏ女士來到我的診間時，我首先確認她的四肢力量。她的上肢還能夠上舉，但左側下肢則只能稍微往上抬約 15 度。於是，我先輕輕按壓她額頭上的大腦點，確認她有沒有感覺到異狀。她覺得大腦點有點刺刺的感覺，因此我在大腦點下針。接著，我觸碰了她的小腦點，在雙側小腦點找到疼痛點並下針。最後，我在ㄏ女士的基本 A 點、C 點、D

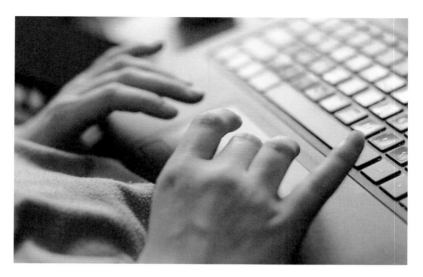

點、G 點都下針後，再請她試著把下肢往上抬。

　　厂小姐依照我的指示，將左小腿往上抬，她很驚訝的發現，她居然可以抬起整隻左小腿！她非常開心，說她的腳已經很久沒有抬這麼高了，她的眼中也出現一絲希望。我將針灸針留在她的頭上，留針二十分鐘，並請她一週複診兩次，同時要按時服用西醫開立的處方藥物。

　　在治療期間，厂女士的肢體力量逐漸恢復。第六次回診時，她的四肢力量增強，也可以自行站立走路，且左小腿可以抬得更高了。第十一次回診時，她的手指已能操作細微的動作，如吃飯、打字，下肢的麻感也逐漸改善。到了第十二次回診，厂女士原本四肢無力、步行困難的問題，幾乎都沒了，生活已能自理。

急性多發性神經炎，或稱「格林－巴利症候群」
（Guillain- Barre Syndrome），是一種急性的周邊神經病變，
可能影響身體的運動、感覺及自主神經系統，其中最常見的是
「去髓鞘多發性神經根神經病變」。如前所述，當髓鞘受到破
壞時，就會影響神經訊號傳導系統。

急性多發性神經炎在發病前三週，常出現上呼吸道感染或
腸胃炎的症狀，包括發燒、咳嗽、喉嚨痛、流鼻水或腹瀉等，
甚至會致死。罹患此病的死亡率大約為百分之七・五，嚴重性
不容輕忽！發病後，可能會出現雙側肢體漸進式無力、疼痛、
感覺異常，以及走路困難，也會出現心律不整、高血壓、顏面
神經麻痺等症狀，嚴重者會有吞嚥困難或呼吸窘迫的問題。發
病急性期，西醫多半採取血漿置換術，靜脈注射免疫球蛋白，
以及支持性療法治療，而急性期過後的肢體無力、麻痺、步行
困難等，則採取復健治療。

在這個病例當中，對於急性多發性神經炎造成的後遺症，
YNSA 的治療效果非常好，再加上搭配西醫治療，病患能迅速
恢復肢體力量，減輕四肢麻痺。可惜的是，YNSA 僅能緩解，
尚無法治癒急性多發性神經炎所造成的肢體麻痺感，還需要進
一步的研究與努力。

帕金森氏症

§§ 有效減緩顫抖、走路不穩等症狀，中
§§ 西醫雙管齊下，提高病患生活品質

ㄐ女士 72 歲 因帕金森氏症就診

就診前數個月，ㄐ女士突然覺得四肢無力、下肢僵直、雙手顫抖、走路愈走愈快，甚至會跌倒。經過檢查以後，醫師診斷她罹患了帕金森氏症，並給予藥物治療。服用藥物以後，ㄐ女士的症狀有稍微緩解，但家屬希望更進一步治療，因此決定接受中醫針灸。

她來就診的時候，我先確認她的四肢力量。她的上肢能夠上舉，但力量不太夠，能夠自行走路，但步伐不穩，看起來快要跌倒。我先在她額頭上的雙側大腦點輕輕按壓，詢問有無感到異狀。她覺得大腦點很痛，因此我先在大腦點下針，接著觸碰她的小腦點，並在左側小腦點找到疼痛點下針。最後，我在ㄐ女士的基本 A 點、C 點、D 點、F 點都下針後，再請她站起來走看看。

ㄐ女士站起來走了一圈，她發現走路的步伐變穩，不會

顫抖，也不會愈走愈快。於是，我請她平舉雙手，發現雙手的顫抖狀況也改善很多。我將針灸針留在她的頭上，留針二十分鐘。取針以後，我再請她試著走看看。她覺得走路變得很平穩，臉上露出開心的表情。於是我請她一週複診兩次。同時，我叮嚀她，西醫開立的處方藥物要照常服用。

在治療期間，ㄐ女士的症狀逐漸恢復。一開始，每週治療兩次，她的四肢無力、下肢僵直、雙手顫抖的情況均有改善，走路的步伐也逐漸平穩。治療十二次後，她的生活已能自理，因此改成一週治療一次，作為保養即可。

帕金森氏症（Parkinson's Disease）是一種影響中樞神經系統的慢性神經退化疾病，主要影響運動神經系統，症狀通常隨時間緩慢出現，早期最明顯的症狀為顫抖、肢體僵硬、運動功能減退和步態異常，也可能有認知和行為問題；在病情嚴重的病患中，常見伴有失智症，超過三分之一的病例會發生重性抑鬱障礙和焦慮症。其它可能伴隨出現的症狀，包括知覺、睡眠、情緒、記憶力下降等問題。

目前罹患帕金森氏症的原因仍不明，但普遍認為和遺傳與環境因子相關。家族中有帕金森氏症患者的人，有較大機率罹患此病。此外，男性較女性容易得到帕金森氏症。目前帕金森氏症仍無法完全治癒，不論中醫或西醫，均只能改善其症狀。

在本病例當中，在接受 YNSA 治療之後，病患可迅速減緩顫抖、走路不穩、跌倒等症狀，若能同時搭配西醫治療，便能大幅提升生活品質。

梅尼爾氏症

天旋地轉的想吐噁心感，嚴重影響生活，經過十八次治療痊癒

〈女士 **70 歲 因梅尼爾氏症就診**

　　就診前一年，〈女士開始覺得頭暈、耳鳴、噁心欲嘔。經過檢查以後，醫師診斷她罹患了梅尼爾氏症，並給予藥物治療。服用藥物之後，〈女士的症狀有改善，但藥效一過，症狀就會復發。後來，她改到住家附近的中醫診所就醫，經過針灸治療與服用中藥以後，症狀仍然反反覆覆，令她感到十分困擾，因為嚴重影響了她的生活作息。

　　〈女士前來就診時，我先在她額頭上的右側大腦點輕輕按壓，問她有沒有感覺到異狀。她覺得大腦點怪怪的，因此我在大腦點下針。接著，我在她的左側小腦點，以及雙側耳點找到疼痛點下針，請她站起來試著走看看。〈女士起身試走之後立刻發現，頭暈的狀況改善很多！她跟我說：「高醫師，這個毛病已經跟了我很久了，治療效果這麼快，我還是第一次見到！」於是，我將針灸針留在她的頭上，留針二十

分鐘，請她一週複診兩次。同樣的，西醫開立的處方藥物也要照常服用。

在治療期間，ㄑ女士的頭暈逐漸緩解。治療第四次時，噁心欲嘔的感覺已經完全消失了；治療第六次時，只剩下早上起床時會稍微頭暈不適；治療第十次時，雙耳耳鳴也大幅度改善；治療第十八次時，所有的症狀都消失了。

梅尼爾氏症（Meniere's Disease）又稱為「內淋巴水腫」，是造成陣發性旋轉性眩暈的常見疾病之一，好發生在三十至五十歲的成年人。此病的三個典型症狀是：眩暈、耳鳴、聽力損傷。

疾病初期，可能只會出現一項或兩項症狀。其中，三分之二的病人以眩暈為主要症狀。病患常常會感覺天旋地轉，伴隨有噁心感、嘔吐、聽力障礙、耳鳴、耳朵悶塞感。大部分的梅尼爾氏症可以用藥物加以控制，但是有少部分病人，必須長期依賴藥物，嚴重影響病患的生活品質。

在本病例中，在接受 YNSA 治療之後，病患可迅速改善眩暈的症狀。若能同時搭配西醫治療，更能加快痊癒的速度。

腦中風後遺症

行動困難的中風患者，求遍世界名醫
皆無效，YNSA 治療後恢復生活自理

T先生 **54 歲 因腦中風後遺症就診**

　　T先生是美國華僑。就診的六年前，他突然覺得右側手腳無力、麻痺，家人將他緊急送到當地的醫院後，醫師判斷他為腦中風。治療出院後，T先生開始接受西醫復健以及傳統中醫針灸，但經過長時間的復健，他的右側手腳仍然僵直、活動困難，需要輔具才能走路，右手也沒辦法上舉。他開始到世界各地求醫，各種珍貴中藥、針灸名醫，就連另類療法都嘗試過了，症狀依然沒有太大起色，因此他感到十分灰心。

　　一天，他回台灣探親時，無意間在網路上搜尋到 YNSA 療法，原本打算搭機前往日本就診，但後來在網路上搜尋到我的資料，決定先來找我試看看。

　　當他來到診間，我先在輕輕按壓他額頭上的雙側大腦點，問他有無感到異狀。他一開始不太清楚我的說明，只覺

得好像有點刺痛感，因此我在大腦點下針。接著，我觸碰他的小腦點，並在右側小腦點找到疼痛點下針，陸續在基本 A 點、B 點、C 點、D 點、G 點施針後，請他站起來走看看。ㄒ先生站起來試著走了一下，當下並未覺得有任何變化，於是我將針灸針留在他的頭上，留針二十分鐘。

　　隔天他回診時，很高興的跟我說：「高醫師，原本我認為自己的中風復健已經沒什麼希望了，來找你只是想碰碰運氣，沒想到效果居然這麼好！我的右手僵硬已經放鬆了一些！」聽完ㄒ先生的話，我也覺得有點吃驚，於是請他伸展手臂，他的右手臂僵直確實已有改善，伸直的角度比前一天大很多。由於再過幾天就要啟程返美，ㄒ先生希望回去之前，盡量多針灸。

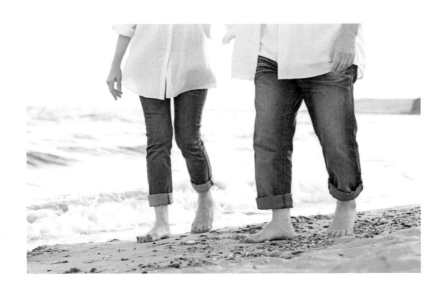

在台灣治療期間,他的症狀逐漸恢復。除了手臂的僵硬與無力有所改善,右腳的力量也恢復不少,走路的步伐也變大了。直到二〇二〇年,也就是在新冠肺炎疫情爆發之前,他每年暑假都會回來找我看診。雖然一年數次的針灸,難以讓他恢復到以前的狀態,但讓病患盡量恢復到生活能夠自理,也是我最大的目標。

腦中風可分為:
①血管破裂的出血性中風
②腦內或頸部的血管阻塞不通所造成的缺血性中風

其中,第二種的發生率占多數,通常患有高血壓、心臟病、糖尿病或肥胖、膽固醇過高的人,較容易引發中風。

腦中風常見的後遺症有手腳無力或顏面偏癱,嚴重的甚至會單側肢體癱瘓。中風病患通常由西醫進行第一線治療,用抗血栓藥物打通塞住血管,或清除血塊以防壓迫腦神經,以穩定緊急病況為要務,之後再復健治療。西醫的復健科能幫助病患重新學會肢體動作,傳統中醫則是透過身體穴位和經絡方式治療。

不論看中醫或是西醫,腦中風之後,愈早介入治療,恢復的機率愈大。YNSA 對於腦中風後遺症的效果非常好,若能搭配西醫復健治療,重獲健康的速度也能加快。

顏面神經麻痺

臉部右側無法活動長達一週，十二次治療後痊癒

ㄓ女士 54 歲 因顏面神經麻痺就診

就診前一週，ㄓ女士的右眼皮突然無法閉合，右臉頰無法活動，而且額頭肌肉無法向上抬。經過檢查以後，醫師診斷她罹患了顏面神經麻痺，並給予藥物治療。後來，她到醫院的中醫部就診，經過針灸治療與服用中藥以後，症狀稍有改善，但眼皮一樣沒辦法閉合，她感到非常困擾，因為這個症狀嚴重影響她的生活。

就診時，我先在ㄓ女士額頭上的左側大腦點輕輕按壓，並問她有沒有感覺到異狀。她覺得按壓的點有劇烈疼痛感，因此我在大腦點下針。接著，我觸碰了她的眼點和口點並下針，讓針灸針留在她的頭上，留針二十分鐘。之後，ㄓ女士每天到我的診所以 YNSA 治療。除此之外，她也每天前往醫院的中醫部針灸。

在治療期間，她的症狀逐漸改善。治療第六次時，她

的眼皮已經可以完全閉合；治療第十次時，她的額頭的肌肉已經恢復正常，眉頭紋與抬頭紋都看得很清楚；治療第十二次時，她的臉部表情已經恢復正常。這位病患的恢復速度很快，短短十二次治療就能夠讓顏面的肌肉完全恢復，她也能展現開心的笑容，因此我決定結束 YNSA 治療。

導致顏面神經麻痺的原因有很多，像是中樞神經受損、創傷、腫瘤、神經性疾病、先天問題、病毒感染，尤其以病毒感染導致的顏面神經麻痺最常見。

顏面神經麻痺的常見症狀有歪嘴，半邊臉麻木或感覺遲鈍，半邊臉不能動，顏面表情不對稱，牙齒不能全然露出，眼睛不能閉合，容易流淚，額頭無法上抬，味覺喪失或遲鈍等，通常對病患自尊有相當大的打擊。

顏面神經麻痺並非難治之症，臨床上約有百分之八十五的病患可痊癒。不過，若已自覺有症狀者，建議應於七日內盡速就醫，否則仍會有無法復原，或留下後遺症的風險。簡而言之，病患愈早接受治療，痊癒的機率愈大。

第四章

認識救人無數的 YNSA

　　山元敏勝醫師出生於日本的宮崎縣日南市，在當地以農業為主。由於山元敏勝醫師小時候見到大人因忙於農事而常常腰痠背痛，因此他立志從醫，就讀東京的日本醫科大學，隨後即前往美國與德國專攻麻醉科與婦產科。回國之後，山元醫師即開始研究傳統中醫針灸，在一個偶然當中，他發現了與中醫穴道不相同的刺激點，進而研發出一套全新的治療方法，也就是 YNSA。自從 YNSA 發表之後，在國際上引起一陣旋風，如德國、巴西、美國、澳洲等地均有許多醫師向山元敏勝醫師學習。

　　YNSA 的療效迅速、疼痛感低，對於病患的拘束感也相對較少。此外，這個療法對於疼痛控制，以及神經疾患的療效十分顯著，醫療成本也相對較低，非常適合傳統醫學的從業人員使用。

不忍周遭親友為痛所苦，立志學醫

　　一九二九年，山元敏勝醫師出生於日本的宮崎縣日南市。宮崎縣位於九州的東南方。九州島的大小跟台灣差不多，用台灣來比喻的話，宮崎縣的位置大概就是位在花蓮跟台東區域，當地以農業為主。由於山元敏勝醫師小時候見到大人因忙於農事而常常腰痠背痛，因此他立志從醫，就讀東京的日本醫科大學。

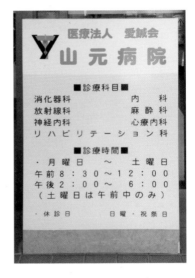

▲日本宮崎縣日南市的山元診所

　　山元醫師畢業之後，前往紐約哥倫比亞大學聖路加醫院，專攻麻醉科，之後前往德國科隆大學學習婦產科學。一九六六年，山元醫師回到故鄉設立山元診所，主治項目為疼痛控制，治療方法以「神經阻斷術」為主。

偶然的發現，
開始踏上學習針灸之路

　　山元醫師在執行神經阻斷術時，會在針筒中混和藥物與滅菌水，雖然現在神經阻斷術是很常見的治療方式，但在當時算是罕見的治療方法。

　　某一天，山元醫師在替年長的女性病患進行治療時，不小心忘記把藥物注入針筒。注射以後，病患跟他說，注射的位置很痛，但原本疼痛的地方卻完全不痛了。山元醫師覺得很好奇，為什麼沒有注射藥物，病患的疼痛感一樣會消失呢？這該不會跟針灸有相關吧？於是，山元醫師開始學習傳統中醫針灸。

發現相對的刺激點，
確立山元式新頭針療法

某一天，山元醫師在幫病患治療中風後遺症的時候，他先採用傳統中醫的頭皮針做治療，但效果並不明顯。病患回診時，他先在病患的頭皮上仔細的尋找穴道，當摸到病患的額角時，病患的左上臂似乎動了一下。一開始，山元醫師並不相信，但他再次觸摸額角時，病患的左手又動了一下。接下來，山元醫師嘗試觸摸其

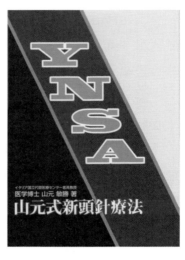

▲山元式新頭針療法教科書

他穴道時，卻一點反應都沒有。於是，他認為：應該有不同於穴道的刺激點，可以治療病患。

山元醫師以這個偶然為契機，在頭皮上發現了與身體以及內臟對應到的刺激點，並確立了山元式新頭針療法（Yamamoto New Scalp Acupuncture，簡稱：YNSA）。

廣受全球醫界肯定，找到更多適應症的診斷方法

一九七三年，山元醫師在大阪舉辦的第二十五回日本良導絡自律神經學會當中，第一次發表了山元式新頭針療法（YNSA）。為了和中醫頭皮針區分，山元醫師以自己的姓氏，加上「新」來命名他發現的治療方式。

一九七四年，他到斯里蘭卡以及匈牙利的學會發表後，世界各地開始邀請山元醫師前往演說、指導 YNSA 的課程以及實際操作，獲得各國醫師的熱烈回饋，許多國家更採用 YNSA 作為醫療方法。

接下來的數十年，山元醫師陸續找到許多新的刺激點，以及用於選取刺激點的診斷方法，讓 YNSA 更加準確，也增加了 YNSA 的適應症。

在家鄉教授 YNSA，
吸引來自全球的醫師學員

　　二〇〇七年起，山元醫師在日本定期舉辦 YNSA 課程，每一年舉辦七到八次的課程，地點主要是在宮崎縣，每期課程總共五天，有許多醫師、針灸師、牙醫師、獸醫師前來參加，同時也提供英文課程，提供外籍醫師與針灸師參加。山元醫師的學生遍及世界，從德國、美國、巴西、澳洲開始，歐洲有德國、義大利、奧地利、英國、荷蘭、比利時、希臘等國；亞洲有泰國、新加坡、菲律賓、印尼、台灣；北歐有挪威、芬蘭；中東有伊朗、以色列等；非洲有摩洛哥、大洋洲有紐西蘭、北美有加拿大，中南美則有哥倫比亞等國。截至二〇一八年止，在宮崎縣上過課的學員超過了一千位。

　　二〇一三年，山元醫師在日本設立了 YNSA 學會，目前有三百名左右的會員。YNSA 學會每年都會舉辦全國大會，由會員發表運用 YNSA 治療病患的病例報告，以提升 YNSA 的治療技術。山元醫師期許每位醫師學員，繼承他開發的 YNSA，並持續發現新的刺激點，讓 YNSA 更為完善與繼續進化。

通讀中西醫各門學理，是中醫針灸的基本功

　　傳統中醫針灸非常複雜，學習針灸首先要從基礎的中醫理論開始學起，如陰陽五行、五臟六腑、氣血津液、體質、病因病機、治療原則等，接著要學習中醫生理、中醫病理。除此之外，西醫的部分也必須要精通，舉凡生理學、組織學、大體解剖學都一定要熟悉，因為針灸涉及侵入性治療，如果對解剖不了解，針灸到內臟、肺部，或者重要的神經血管的話，都會對身體造成相當大的損傷。

　　等到對上述的學問都充分了解以後，才能進入傳統中醫針灸的領域。傳統中醫針灸要先從針具開始，接著是針灸方法、下針深度、手法、用針注意事項、治療項目、針灸禁忌。學完針灸的基礎之後，接下來是經絡循行，也就是經絡通過人體的位置，穴道位置以及治療項目，最後才是針對疾病所對應的穴道處方與搭配。

嫻熟多種流派與手法，累積臨床經驗，中醫針灸不簡單

中醫針灸有許多的手法與流派，對於一些常見疾病，大概可以分成「局部取穴」與「遠端取穴」。

局部取穴，就是在疾病發生位置的附近穴道，進行針灸治療，如腰痛會採取「腎俞穴」、「腰眼穴」；胃痛會採取「中脘穴」、「梁門穴」。

遠端取穴，則是採取經驗累積的有效穴道，或是經絡所經過的位置對應的穴道，如牙齒痛用「合谷穴」，咳嗽用「列缺穴」。

學習中醫針灸並不容易，要熟悉中醫的針灸，至少需要兩到三年的時間，加上多年的臨床經驗，才能夠獨當一面。

哪裡有症狀，就針對哪個刺激點，YNSA 簡單且直觀

　　與中醫針灸相比，YNSA 方面相對簡單。首先，YNSA 的刺激點用英文命名，相對比較好記。其次，學習 YNSA 的時候，對於針具、針灸方法、下針深度、用針的注意事項、治療項目、針灸禁忌當然還是需要了解，但不需要學習有關手法、經絡循行、傳統中醫針灸理論等。除此之外，YNSA 的刺激點相對比較簡單，數量也比較少，治療項目較為直觀，學起來相對容易。

　　在治療病患時，YNSA 直接在與症狀發生部位的相關刺激點上施針。由於 YNSA 對應到到的刺激點比較固定，同樣是治療腰痛，YNSA 在基本 D 點、基本 F 點下針，就能夠產生療效。

除了固定頭部之外，YNSA 治療時可自由活動手腳

　　通常在針灸時，如果中醫師在身體上扎針，除了有痠麻脹痛感之外，醫生都會提醒病患：「休息一下，不可以亂動喔！如果移動針灸的位置，針灸針可能會彎曲，這樣會更痛。」YNSA 則沒有這種限制，因為病患接受 YNSA 治療後，只要靜靜的坐在有靠背與扶手的椅子上休息就可以了。

　　在接受 YNSA 治療的時候，除了閉目養神以外，也可以滑滑手機、玩玩遊戲，甚至講電話也沒問題。

　　為什麼接受 YNSA 治療可以這麼輕鬆呢？因為 YNSA 的刺激點大多在頭皮上，YNSA 針灸時，只需固定頭部即可，手腳均可自由活動，相對較不受拘束。

能治好病症的就是最好的選擇

「傳統針灸跟 YNSA 哪一個比較好呢？」

「我該接受傳統針灸還是 YNSA 呢？」

以高醫師的個人觀點來說，我覺得兩種都很好，可以互相補足，能夠把病患治好的方法，都是最好的療法。

YNSA 特別突出的優點，可分為以下三點進一步說明：

1. **疼痛感較輕微**：YNSA 是針對刺激點下針，並非中醫的穴道，相對於傳統中醫針灸而言，痠麻脹痛感比較少，很適合女性、兒童，以及怕針的病患。

2. **療效迅速見效**：YNSA 有一個很重要的特色，就是下針位置正確的話，效果立刻呈現。如同高醫師的治療病例一樣，病患在接受針灸結束當下，症狀往往會馬上改善。傳統中醫針灸較有痠麻脹痛感，通常要等到取完針以後，才會明顯感受到療效。

3. **疼痛控制與神經疾患療效顯著**：根據山元敏勝醫師，以及世界各地的許多醫師不斷嘗試與累積的經驗後發現，YNSA 對於疼痛控制效果非常好，特別是急性期外傷的止痛。對於長年累積的慢性疼痛，療效也很不

錯。除此之外，YNSA 對於神經疾患有獨特的療效，舉凡中風後遺症、帕金森氏症、阿茲海默症、顏面神經麻痺、小兒麻痺等，均有顯著的效果。

相對 YNSA，傳統針灸能夠治療的項目較多，特別是以下這三類疾病：

1. **內科疾病**：YNSA 對於內科疾病的治療項目相對較少，但傳統中醫針灸治療內科疾病的效果相當不錯，如腹瀉、腹痛、噁心嘔吐、咳嗽、流鼻涕、睡眠障礙、頻尿、胸悶、心悸等均可治療。

2. **婦科疾病**：傳統中醫針灸可以治療月經疼痛，調整月經週期等。

3. **疼痛控制**：雖然 YNSA 對於急性期與長年累積的慢性疼痛的療效顯著，但傳統中醫針灸對於亞急性期與一般的慢性疼痛的治療效果，比 YNSA 來的好一些，如腰痛、肩頸痠痛、腳踝扭傷等。由於傳統中醫針灸會在患部附近的穴位下針，相對於 YNSA 的刺激點而言，傳統中醫針灸促進組織修復與血液循環的效果比較明顯，因此療效比較好。

簡而言之，不論是 YNSA 或傳統中醫針灸，都有共通的優點：副作用低、免服用藥物、降低醫療成本。如果臨床醫師能有效選擇與運用，都能夠提升病患的治療效果。

把握避免暈針原則，放心接受治療，擁抱健康

　　雖然 YNSA 的刺激感較輕微，但還是有可能會發生暈針的狀況。所謂的暈針，就是在接受針灸治療以後，病患感覺到頭暈、無力、噁心嘔吐的症狀。暈針後只要立刻取針，休息一下，症狀就會消失。

　　YNSA 與傳統中醫針灸都一樣，如果要避免暈針的話，請注意幾個原則：

1️⃣ 避免過飽、過餓。

2️⃣ 避免過度疲勞。

3️⃣ 接受針灸時放輕鬆、不要過度緊張。

4️⃣ 有暈針史、心臟病、高血壓等需要主動告知醫師，若改用平躺的姿勢將會降低暈針機率。

5️⃣ 飲酒後不可接受針灸。

　　只要遵循以上原則，就可以放心接受 YNSA 治療。

全球的醫療系統與學術研究，紛紛投入

　　自從一九七三年，山元敏勝醫師發表了 YNSA 以來，他受邀至世界各地演講，造成許多迴響，在會場實際示範時，現有數百名，甚至上千位醫師、學員，對於 YNSA 的即效性都感到十分驚訝。因此，除了日本本地的針灸師與醫師之外，更吸引了跨海而來的醫師與針灸師，前往日本進修。舉凡美國、澳洲、德國、巴西、奧地利、印尼、希臘、芬蘭、台灣等國，均有山元敏勝醫師的學生。

　　由於 YNSA 非常特別且療效十分顯著，目前已被許多國家認可，更已納入不少國家所採用醫療保險制度（健保）中。

　　學術研究方面，目前 YNSA 的論文數量不少，舉凡癲癇、偏頭痛、中風後遺症、退化性關節炎、突發性耳聾等，在替代療法的國際期刊上占有一席之地。

　　巴西有兩位醫師曾前往日本學習 YNSA，並運用 YNSA 治癒時任總統的肩膀疼痛，讓總統不用接受手術，就能夠恢正常辦公。巴西政府為了感謝山元敏勝醫師，在最大的城市聖保羅，蓋了一間「山元診所」（YAMAMOTO CLINIC）作為紀念。

　　當地的醫師很早就認同 YNSA 療法，也進行了許多有關 YNSA 的研究，證明 YNSA 的療效，也發表過許多學術論文。即便在羅馬尼亞總統——尼古拉・希奧塞古（Nicolae Ceauşescu）的獨裁政權時期，山元敏勝醫師也曾受邀前往當地指導。

透過研修，讓 YNSA 在世界各地推廣茁壯

二〇〇七年，美國哈佛大學邀請山元敏勝醫師演講與指導 YNSA。匈牙利的布達佩斯，設立了 YNSA 的研究所。二〇〇九年起，澳洲雪梨大學醫學系把 YNSA 納入教學課程，許多國家的醫師國考，也將 YNSA 納入出題範圍。

二〇〇七年起，YNSA 在日本也開始萌芽。山元敏勝醫師在宮崎縣定期舉辦 YNSA 課程，有許多日本與外籍醫師前往當地進行五天四夜的研修。直到二〇一八年，仍有許多國家的醫師，組團前往日本跟門診與學習，如希臘的棒球隊專屬醫師，美國哈佛大學的醫療團隊，以及阿拉伯的阿布達比，都有派人前往研修。

眾多針灸流派與語言隔閡，影響 YNSA 在東亞地區的發展

　　但令人訝異的是，在東亞地區，除了日本以外，學習 YNSA 的人數遠少於西方國家，或許是因為在東亞地區，傳統中醫針灸仍較為盛行。

　　根據高醫師觀察，YNSA 在東亞地區不如西方國家盛行，原因在於東洋醫學。由於中醫、韓醫、漢方醫學，不論台灣、中國大陸、日本、韓國，均有許多針灸的流派，YNSA 很容易被視為針灸的其中一個分支。

　　此外，YNSA 相關教材及資料，早期均以英、日文為主，對於醫療從業人員來說，若沒有譯本可研讀，難以進一步了解。因此，YNSA 在東亞地區仍未普及。

高醫師對 YNSA 的體會

　　高醫師研修完 YNSA 課程後，隨即運用 YNSA 治療病患。一開始針對頭痛、肩膀痠痛、落枕、腰痛等疾病治療。如同山元醫師所指導的，我發現 YNSA 對於疼痛控制的確有迅速的療效。之後我就開始嘗試運用 YNSA 治療一些比較複雜的疾病，像是中風後遺症、椎間盤突出、帕金森氏症等疾病，療效也相當顯著。

　　YNSA 對於結構性的疾病，如椎間盤突出、腰椎退化等，可以有效止痛、止麻、改善病患生活品質。而對於神經性的疾病，如中風後遺症、顏面神經麻痺、帕金森氏症等，則有機會大幅度改善症狀，甚至讓病患恢復正常生活。

　　在運用 YNSA 治療病患的這一段時間，有些疑難雜症的病患前來尋求就診。經過不斷的嘗試，我發現了一些疾病在運用 YNSA 治療之後，有獨特的效果，如突發性耳聾、足底筋膜炎、嗅覺異常、味覺異常、多發性硬化症、急性多發性神經炎、梅尼爾氏症等，這些治療案例日本相對比較少見，治療的療效也十分顯著，因此我下定決心運用 YNSA，治癒更多的疑難雜症。

第五章

跨海研習之行
——立志推廣 YNSA

　　出國玩是十分輕鬆愉快的事情，但出國研修與學習是有壓力的，尤其是在人生地不熟的地方。除了課程之外，飲食適應，預算控制，如何在有限的時間內學習也是重要的課題。本章節介紹高醫師了解、學習與活用 YNSA 的心路歷程，以及學成之後，在海外演說的心得。

如靈光一現，演講的題目，在尋找契機時閃過腦袋

■二〇一五年三月

　　科技日新月異，醫師也得定期進修，才能讓自己的醫療技術不斷更新與進步。對中醫師而言，除了傳統的拜師學藝，跟隨名醫的腳步學習、跟門診、上課以外，還可以參加中醫師公會舉辦的課程。

　　中醫師公會舉辦的課程常見有三種：帶狀課程、單次講座以及國醫節論壇。帶狀課程指的是針對同一種主題或是療法，每週邀請一位或數位中醫師演講，能夠深化中醫師對某一系列疾病的相關知識；單次講座則是針對某一個主題做概要性的介紹；國醫節論壇則是每一年中醫師的大型紀念活動，會場舉辦多場的演講，除了刊載學術論文海報之外，也會邀請海外醫師演說，分享國外的傳統醫學治療經驗。

　　全台最大規模的國醫節論壇由台北市中醫師公會在台大醫院國際會議中心舉辦。即使我已經執業一段時間了，但每一年還是會去參加活動，以增進自己的中醫學知識。

　　這一年，有位來自日本的針灸師受邀到論壇演講，他的講題就是山元式新頭針療法。聽完當下，我發現此種療法跟

傳統中醫不太一樣，感覺很新奇，但當時並沒有進一步了解。

■二〇一五年八月

由於在職場上不太順利，加上工作的彈性疲乏，當時的我有點沮喪，想透過學習新的中醫療法，期許自己有所突破。頓時，我腦中閃過一個想法：或許可以試試山元式新頭針療法！於是，我開始上網查詢資料。

關於 YNSA 的中文資訊非常少，改為日文檢索之後，我才找到日本的 YNSA 學會。我立刻寫了一封信詢問，是否可以參加 YNSA 的密集課程。沒想到日方二天內就回信了，他們願意協助安排十月份的五天四夜課程及住宿。在註冊並繳納學費後，我開始著手安排九天八夜的海外研修行程。

從充滿挫折的學習，
到親身體驗 YNSA 的立即療效

■二〇一五年十月十一日 —— 抵達

　　從宮崎機場出來後，放眼望去，四處都是農田。抵達下塌飯店稍事休息，由 YNSA 學會接送我們到山元老師家，參加歡迎會。

　　在自我介紹之後，了解這一期的學員主要來自歐美國家，如芬蘭、希臘、瑞士、美國、澳洲、德國的醫師與針灸師。除了日本當地的醫療人員以外，東亞地區的學員就只有我一位台灣人。席間，學員相互交流新知與訊息，得知許多都是祖父母級的資深醫師，每年固定來日本研修。由此可見，學員對於 YNSA 的研究與進修相當投入。

■二〇一五年十月十二日 —— 課程第一天

　　YNSA 的上課地點分為兩處：一個是位在宮崎市的山元復健科診所，另一個則是位在日南市的山元醫院。山元復健科診所位於宮崎市南邊的青島海岸，距離宮崎市區約半小時的車程；山元醫院更遠，不論搭火車、坐公車還是開車，

都要一小時以上的車程。幸好，在五天四夜的課程當中，
YNSA 學會都會派車接送學員。

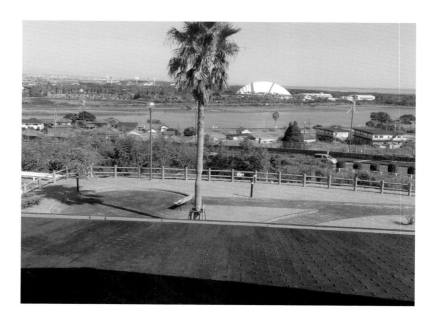

▲宮崎市南邊的青島海岸

　　第一天的課程在山元復健科診所。早上的課程是 YNSA
的介紹，山元老師娓娓道來 YNSA 的起源、刺激點，以及
診斷方式。午餐後，下午兩點的門診學習，則是超乎想像的
困難。

　　首先，在門診時，病患說的是宮崎方言。對於僅能聽得懂
三分之一左右標準日本語的我來說，宮崎方言就像鴨子聽雷，
如果老師沒有解釋的話，我根本就不知道病患哪裡不舒服。

其次，山元老師用的刺激點，我居然一個都認不出來！雖然在到日本研修之前，我已將手邊關於 YNSA 的書仔細讀過，沒想到跟門診的時候，老師下針的位置，跟我在書上背過的完全不一樣！再加上，上課講義的圖譜並沒有畫得很詳細，因此我完全不知道老師在做什麼。除此之外，山元老師的病患不少，沒有太多時間讓我們提問，否則會干擾門診進度。第一天下午，三個小時的跟診時間，我的腦袋也整整放空了三個小時，什麼都沒學習到就結束了。

晚餐過後，我只想把握時間，把上課講義的圖譜背熟，準備迎接隔天的課程。此時我開始覺得，這趟旅程似乎沒有想像中簡單。

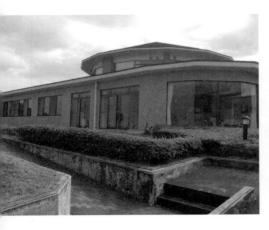

▲宮崎市的山元診所實景 _1

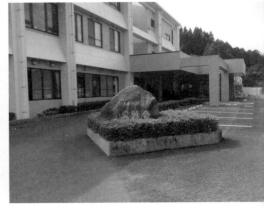

▲宮崎市的山元診所實景 _2

■二〇一五年十月十三日 ── 課程第二天

　　第二天的課程是在日南市的山元醫院跟門診。交通車上睡睡醒醒之間，耳邊夾雜著英日文、挪威語，還有許多我聽不懂的語言的交談聲，外籍醫師們聊得十分開心！一個小時後抵達日南市，除了車站前除了一間連鎖快餐店以外，幾乎沒有其他商業氣息，這是一個非常鄉下的地方。

　　山元老師的診間兼會議室位在醫院的二樓，大家圍成一圈坐定位以後，病患按照叫號順序，進入診間接受治療。雖然前一晚已盡量複習 YNSA 的書，但我還是有點摸不著頭緒。山元老師似乎看出了我的困擾，於是他開放讓第一次參加研修的學員，觸摸病患頭皮上的刺激點。

　　按照山元老師所述，如果找到陽性反應的刺激點，應該會在病患頭上摸到凸起或軟軟的感覺，按壓時，病患會感覺到尖銳的刺痛感。一開始，我以為找到刺激點了，沒想到老師卻說地方不對，並親自帶領我摸刺激點，我才稍稍有些體會。但除了感受摸到刺激點的觸感之外，對刺激點的位置，我還是不甚了解。當其他醫師提問老師下針的位置時，我立刻抄寫筆記，畫下圖解。

　　早上的門診很快就結束了，八十多歲高齡的山元老師，一個早上看了二十位左右的病患，好體力令人欽佩。

　　下午回到宮崎市，在復健科診所跟診時，我真的忍不住了，因為我實在不知道，YNSA 究竟是在做什麼。於是，我

詢問了其他針灸師，關於如何診斷，判斷刺激點，尋找刺激點位置，以及每個刺激點的適應症。他們很熱心的指導我，教我怎麼診斷，尋找刺激點的方法，還有指出了講義上沒有寫的刺激點。此時，我才初步了解 YNSA 的樣貌。

第二天課程結束後，山元老師與學員一起用餐，喝九州有名的燒酒，親切的跟我們聊天。回飯店以後，我想，我大概找到了學習的方向，於是繼續認真背圖譜。

■二〇一五年十月十四日 —— 課程第三天

第三天在山元復健科診所上課，繼續跟門診學習。經過前幾天的努力，我逐漸開始明瞭 YNSA 的架構、診斷方法以及治療模式。午餐後，所有學員會在診所門口與山元老師夫婦拍攝大合照，合照都是固定在課程的第三天下午拍攝，作為上課的紀念。只有待到最後，完成研修的學員，才會在 YNSA 的日本官方網站、Facebook 或其他社群平臺看見大家的身影。

下午沒有門診，山元老師會在這個時段回答學員的問題，以及現場示範。我也趁機向日本的醫師請教，如何按壓刺激點，畢竟前一天我只有體驗病患頭皮上刺激點的觸感，但我還不曉得實際的按壓方法。我想，要了解 YNSA 的話，除了知道如何診斷，以及治療病患的技巧之外，也必須要了解病患在治療過程中的感受。

　　我自告奮勇請山元老師幫我針灸，主訴是長年的過敏性鼻炎。老師聽完我的敘述後，先幫我診斷，接著在我的頭皮上找壓痛點。當老師按壓我的頭皮時，我立即感受尖銳的疼痛，跟按壓穴道時的痠脹感截然不同。接著老師在刺激點上施針，施針結束後，他請我試著深呼吸，沒想到我的鼻腔瞬間暢通了！書上寫到：YNSA 有治療症狀的即效力。我本來覺得只是誇大其辭，沒想到實際體驗後，親身見證驚人的療效！直到這一刻，我才覺得自己遠道來日本上課，果然值回票價。

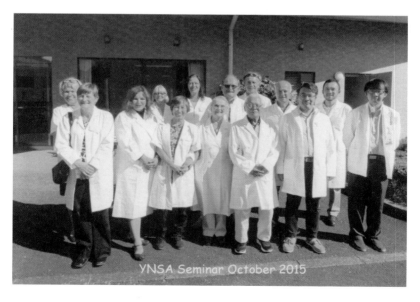

▲山元診所門口，學員與山元醫師夫婦的大合照。

■二〇一五年十月十五日 ── 課程第四天

　　課程的第四天，輪到前往日南的山元醫院跟門診。經過山元老師親自示範以後，我對 YNSA 的樣貌逐漸了解。跟診的重點，我打算放在觀察診斷方式，以及替病患治療使用的刺激點。

　　這天，有一位比較特別的病患，他是一位地位崇高的美國喇嘛，因為中風而前來日本就診。由於病患無法自行表達，因此由旁邊的一位剃度的西方女性助手替他說明。原本病患並無法言語，但在老師下針之後，請病患試著念「あいうえお」，病患居然可以跟著發出簡單的母音。沒想到，YNSA 對中風後遺症的療效這麼明顯！

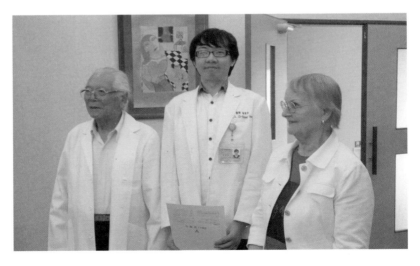

▲高醫師與山元醫師夫婦之合照。

■二〇一五年十月十六日── 課程第五天

第五天早上，同樣在日南的山元醫院跟門診。到了最後一天，課程也接近尾聲，這天的重點，是將跟診的內容再多複習，把握機會問清楚不明白的地方，順便與同學交換聯絡方式。

下午在山元復健科診所跟門診。這天由於病患比較少，我也有比較多的時間可以向山元老師提問。除了 YNSA 以外，我對日本當地醫療收費也感到好奇。由於 YNSA 在日本屬於自費療程，但價格並不高，一支針一百日圓，除非是中風病患，通常需要針灸到十針以上之外，一般多數病症都在三到四針內結束，單次看診總額並不算太高。

課程結束後，學會頒發修業證明書，並與山元老師合照。

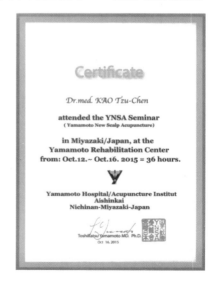

▲二〇一五年，完成研修課程，取得修業證明書。

力求突破語言隔閡，以推廣 YNSA 為往後努力目標

　　此行五天四夜的密集課程，雖然以英文授課，但病患都說日文，甚至有宮崎方言，語言的隔閡加上緊湊的課程，令我緊張不安，情緒緊繃。課程剛開始時，不論跟門診或上課的過程，都不算順利，但這次的課程讓我收穫良多。從最初萌生的巨大壓力，到課程結束時的依依不捨，我十分希望能留下來多學一點。

　　由於日本 YNSA 學會規定，外國醫師在日本學習的時候，不能夠實際下針進行練習，因此我只能將在日本所學的知識與技術筆記起來，回到台灣後再親自驗證。

　　一開始，我先用 YNSA 幫弟弟治療急性腳踝扭傷。我一邊回憶日本在所學的診斷方法，一邊用拇指尋找刺激點。剛開始我還沒什麼自信，扎針後詢問一下弟弟的腳踝疼痛有沒有變化，弟弟慢慢的站起來後，很驚訝的跟我說：「哥哥，這個超神奇的耶！針灸完，腳踝馬上就不痛了！」

　　經過一段時間的練習，我逐漸掌握了 YNSA 的技巧，也治癒了許多病患，但有些病患在我不斷嘗試治療以後，治療效果仍然不佳。於是，我心想：「我應該要像研修時遇到的外國醫師一樣，每年回去進修。」於是從二〇一六年起，

我每年都前往日本進行研修，除了複習與更熟練 YNSA 之外，也學習山元老師新發現的刺激點。在不斷的進修學習之下，我的 YNSA 技術更為純熟，也能夠治癒更多以前無法處理的病患。

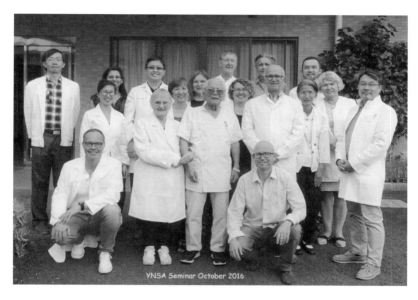

▲二○一六年，高醫師再度參加研習時的大合照。

發表 YNSA 治療
突發性耳聾與足底筋膜炎案例

　　日本 YNSA 學會每年都會在宮崎縣舉辦全國大會，除了會員間連絡感情之外，大會也會邀請會員，上臺報告運用 YNSA 治療病患的案例，對 YNSA 的最新研究，以及邀請外賓演講。

　　二〇一八年，由於個人生涯規畫，我決定參與當年十一月在台灣舉辦的國際東洋醫學會。思考過後，我決定也提前參加在十月份舉辦的 YNSA 全國大會。除了汲取其他醫師的最新研究，也當作國際東洋醫學會的前哨戰。投稿 YNSA 全國大會的論文審核通過後，我便收拾行囊，準備前往日本，在 YNSA 大會發表演說。

■二〇一八年十月十四日

　　與以往的密集課程不同，此次的演說對我而言，既緊張又考驗十足。首先，研讀日文多年，我的日文程度足以應付一般日常使用，但以全日文發表演說，仍是首次挑戰。因此，我先把投影片與講稿撰寫完畢後，請內人幫我修改，接著每天花十五分鐘的時間，將稿件讀熟後，才能稍微安心一些。

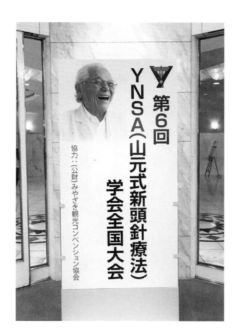

▲二〇一八年，YNSA 全國大會現場。

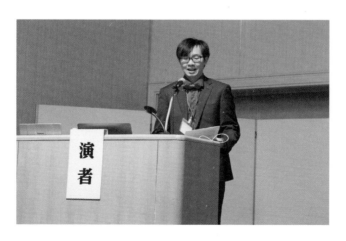

▲高醫師在全國大會中發表演說。

其次，由於交通安排與停留在日本當地的時間不多，原本壓力就不小的我，行程緊湊，來去匆匆。

大會在宮崎市中心的宮崎觀光飯店舉辦，早上九點會議開始，首先由山元老師上臺致詞，接著由針灸師依序進行演說。此次大會的主要焦點在「運用 YNSA 治療神經疾患」，治療案例有帕金森氏症、中風後遺症等。許多演講投影片中，都附上了接受 YNSA 治療前後的影片佐證，我也收穫良多。

我的演講主題是：**運用 YNSA 治療突發性耳聾痊癒的案例**。即使我在臺上演講，仍可注意到，臺下的觀眾都十分專心聽講，因為運用 YNSA 治療突發性耳聾，即使在日本也十分罕見。演講完畢時，觀眾的熱烈鼓掌聲讓我受寵若驚，也很高興第一次的全日文演說順利結束。

中餐後，不少針灸師前來與我交換名片，向我請教有關突發性耳聾的治療方法，以及跟我分享自己對於聽覺疾患、耳鳴的治療經驗。下午則由山元老師實際示範，新增的治療刺激點與診斷。透過每一次的大會交流，我不僅能學習新知，更藉機複習以前學習過的內容，力求精進。

■二〇一九年十月十三日

隔年，我再次參加 YNSA 全國大會。二〇一九年的主題是「YNSA 的可能性」，山元老師希望我們找出他尚未發現

的刺激點。由於我在台灣使用 YNSA 替病患治療約有四年臨床經驗，我也發現了一些刺激點，趁著這個機會，可以與其他醫師與針灸師分享交流。我的演講主題是：**運用足底點治療足底筋膜炎之顯效案例**。演講結束後，同樣獲得很大的迴響，許多針灸師與醫師，紛紛向我詢問如何尋找刺激點，山元老師也跟我說，這個刺激點還不錯，可以深入研究。

透過參與國際性的學術會議，除了聽取各國醫師的研究以外，也藉此發展人脈，增進學術交流的機會。希望未來能持續在國際學術會議中發表我的研究，增廣見聞。

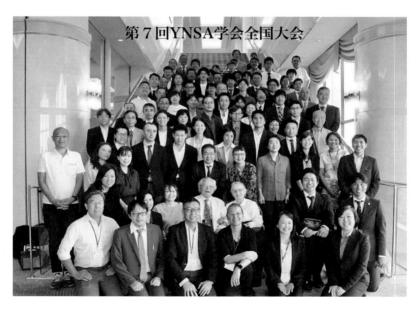

▲二○一九年，YNSA 全國大會合照。

台灣山元式學會成立，
有效治療案例逐漸累積

　　一九七三年以來，山元式新頭針療法在世界各地臨床上，已經實踐了將近半個世紀。對於台灣來說，YNSA 仍然是新興的一門針灸學問。前文中曾提到，在我前往宮崎縣參加 YNSA 課程之前，曾經搜尋過相關內容，但中文網頁的資訊非常少，絕大多數都是英文與日文的網站。即使是簡體中文網站，也僅有少少的幾行內容。

　　研修結束後，我深覺 YNSA 的療效驚人，希望能讓更多台灣的中醫師與民眾知道，什麼是「山元式新頭針療法」，因此我開始做一連串的推廣活動。

　　二〇一七年，我舉辦了 YNSA 的第一次讀書會，之後每一年舉辦兩次，參加者有中醫師、西醫師、牙醫師以及醫學生，也有在海外執業的華人醫師前來參與課程。此外，我製作了中英文版的線上課程，提供給有興趣學習的海外醫師參加。另外，我翻譯了山元敏勝醫師的兩本著作：《山元式 YNSA 頭針除痛療法》（一般民眾取向）、《YNSA——山元式新頭針療法》（醫師取向的教科書），銷售與讀者反應都相當不錯。

　　二〇一九年，我在日本參加 YNSA 的課程結束之後，山

元敏勝醫師邀請我到他的辦公室，他告訴我，他想要往海外拓展 YNSA，讓更多人知道 YNSA 這種即效力很高的治療方法。因此，他委託我，在台灣成立 YNSA 學會的台灣分部。

　　二〇二〇年，YNSA 台灣分會正式成立，名稱為「台灣山元式學會」。學會成立後，以推廣 YNSA 為優先，讓台灣的醫療從業人員，認識並學習此種療法，亦致力於學術研究，增進學術交流。

　　治療效果方面，目前 YNSA 在台灣仍然處於萌芽階段，但台灣發展出許多不同於日本的有效案例。日本方面多半集中在疼痛控制與神經疾患，台灣方面則對於耳鼻喉科與自體免疫疾病等，有獨到的見解，如突發性耳聾（耳中

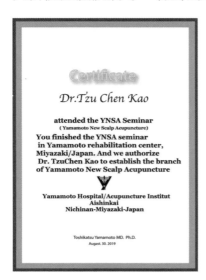

▲二〇一九年，獲得授權成立 YNSA 學會的台灣分部。

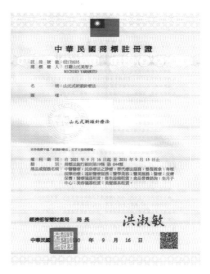

▲ 二〇二一年，取得「YNSA」及「山元式新式頭針療法」商標。

風）、嗅覺異常、味覺異常、急性多發性神經炎、多發性硬化症、足底筋膜炎等，均是日本方面較少的治療案例。

　　學術研究方面，近年來，YNSA 論文發表數量，台灣逐漸趕上日本的腳步，在國際期刊也有所斬獲，我們希望能朝向大型的學術研究，繼續向前邁進。

　　二〇二一年，日本 YNSA 學會委託台灣分會在台灣註冊兩個商標：「YNSA」、「山元式新頭針療法」，並授權給台灣分會進行教學、演講以及大眾媒體傳播。藉由商標權的保護，我們將更有能力將山元敏勝醫師的理念與治療方法，分享給更多的醫師。

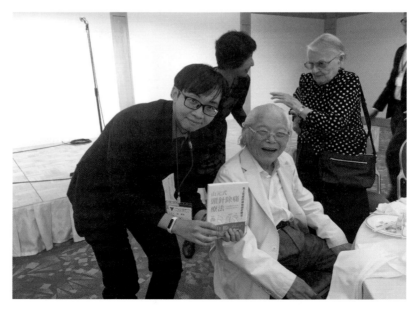

▲《山元式頭針除痛療法》，作者山元醫師與譯者高醫師合照。

「高醫師，您覺得傳統中醫針灸比較有效，還是 YNSA 比較有效？」

「高醫師，YNSA 可不可以跟中醫針灸合併使用？」

這兩句是我在台灣上課的時候，中醫師最常問我的問題。

根據我的經驗，我覺得 YNSA 跟傳統針灸雖然有不少差距，但它們都能夠治療病患，療效則各有勝場，不需要刻意比較。我的回答一向是：**單獨使用與合併使用均無不可，只要能夠對病患有幫助，都是最好的療法。**

我運用 YNSA 治療病患，至今踏入第六年了，治癒的病患數量多寡從不是我最在乎的，而是我成功的讓許多病患恢復正常聽力，改善耳鳴，可以聽自己喜歡的音樂；讓病患恢復嗅覺，可以隨意吃自己喜歡的美食；讓病患的疼痛消失，可以從事自己喜歡的運動；讓病患的肢體活動力增加，縮短了復健漫長路程；讓病患的顏面肌肉恢復正常，可以開心的大笑。

我非常感謝山元敏勝醫師，因為他所教導的這個獨特的治療方法，讓我得以增進自己的醫療技術，治療更多的病患。

在學習 YNSA 的過程當中，我認識了許多國外以及日本當地的醫師、針灸師，大家對 YNSA 充滿著興趣，一起致力於治療病患，透過互相聯繫，詢問交流治療方法。這些國外

友人來到台灣的時候，我也會熱情招待他們，帶他們參觀台灣中醫診所的設備，科學中藥，以及 YNSA 的治療方法。

曾經有中醫師不以為然的跟我說：「想學中醫技術的話，在台灣就有很多中醫師可以學了，不然到大陸也可以，幹嘛跑去日本呢？」

回想起來，當時的我，真的只靠著一股衝動，就跑到日本去上課，已知的資訊真的少之又少。我也曾經想過，萬一到了日本，發現課程名不符實該怎麼辦？我的母親告訴我：「那你就當作去日本玩就好啦！平常也沒什麼機會可以參觀日本的地區醫院。」聽了母親的一席話，我才下定決心，克服語言的障礙與路途遙遠的辛勞，踏上距離台灣一千九百公里遠的九州島學習，也見識了 YNSA 的神奇即癒力。

台灣的醫療資源十分豐富，擁有許多醫術精湛的醫師與中醫師。然而，即使身處二十一世紀，世上仍有許多未知的疾病，無法完全治癒。我之所以從日本引進山元式新頭針療法，不只為了增進自己的醫術，治癒更多的病患，也希望讓更多人知道日本使用已久，而且療效非常顯著的療法，病患能多一個選擇，醫師懂得多一種治療方法，增進大家的身體健康。

山元式新頭針療法改變了我的學習與工作生涯，雖然在學習的過程當中，遭遇了許多困難，在國內的推廣也存在不少的阻礙。我曾經一度想要放棄，但是支持我走到現在的，是在背後支持我的家人。

山元敏勝醫師說過：「如果不放棄的話，一定能夠治好！」我希望能夠實踐山元老師的理念，持續不斷的研究、創新，希望能夠治癒更多病患，改善他們的症狀、減輕他們的病痛。

真人圖解刺激點施針教科書！

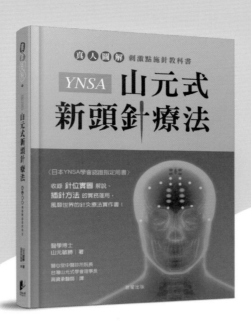

YNSA 山元式新頭針療法

山元敏勝　醫學博士　著
高資承　醫師　譯

- < 日本 YNSA 學會認證指定用書 >
- 詳細介紹 YNSA 的四大系統，搭配實體照片、肌肉圖和骨骼圖等詳細圖解。
- 完整解說 YNSA 腹部、頸部的診斷點，及各部位的刺激點區。
- 55 則真實病例分享，公開治療過程的珍貴照片和施針方式。
- 特別收錄：YNSA 相關的學術論文與病歷報告。

馬上有感的神奇頭針療法！

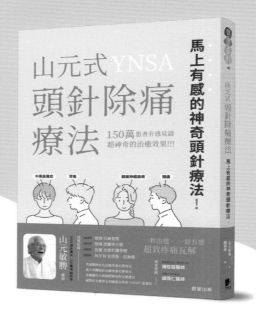

山元式頭針除痛療法

山元敏勝　醫學博士　著
高資承　醫師　譯

- 一秒治癒、一針有感。超效疼痛瓦解！
- 針對頭部穴位針灸，立即改善惱人症狀！
- 日本山元敏勝醫師行醫 50 年以上心路歷程。
- 150 萬患者有感見證，針到病除。
- 14 個實際案例分享，見證神奇的即效力。

國家圖書館出版品預行編目資料

山元式新頭針：刺激點按壓保健法／高資承著.——初版.——臺
中市：晨星出版有限公司，2022.04
　　面；公分.——（健康百科；56）

ISBN 978-626-320-110-1（平裝）

1. 針灸　2. 按摩

413.91　　　　　　　　　　　　　　　　　　　111003755

健康百科
56

山元式新頭針
——刺激點按壓保健法

可至線上填回函！

作者	高資承
主編	莊雅琦
執行編輯	洪　絹
校對	洪　絹、高資承
網路編輯	邱韻臻
封面設計	賴維明
美術編排	林姿秀

創辦人	陳銘民
發行所	晨星出版有限公司
	407台中市西屯區工業30路1號1樓
	TEL：04-23595820　FAX：04-23550581
	E-mail：service-taipei@morningstar.com.tw
	http://star.morningstar.com.tw
	行政院新聞局局版台業字第2500號
法律顧問	陳思成律師
初版	西元2022年04月23日

讀者服務專線	TEL：02-23672044／04-23595819#230
讀者傳真專線	FAX：02-23635741／04-23595493
讀者專用信箱	service@morningstar.com.tw
網路書店	http://www.morningstar.com.tw
郵政劃撥	15060393（知己圖書股份有限公司）
印刷	上好印刷股份有限公司

定價 300 元
ISBN　978-626-320-110-1